Società Italiana di Urodinamica
Continenza Neuro-Urologia Pavimento Pelvico
www.siud.it

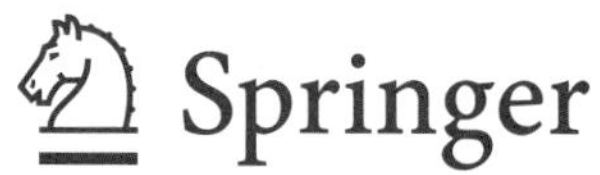

男性压力性尿失禁

尿动力学、神经泌尿学和盆底功能障碍

Male Stress Urinary Incontinence

Urodynamics, Neurourology and Pelvic Floor Dysfunctions

[意] 朱利奥 · 德尔 · 波波洛
Giulio Del Popolo
[意] 多娜泰拉 · 皮斯托莱西 主编
Donatella Pistolesi
[意] 温琴佐 · 李 · 马尔齐
Vincenzo Li Marzi

何建华 林厚维 朱伟超 主译

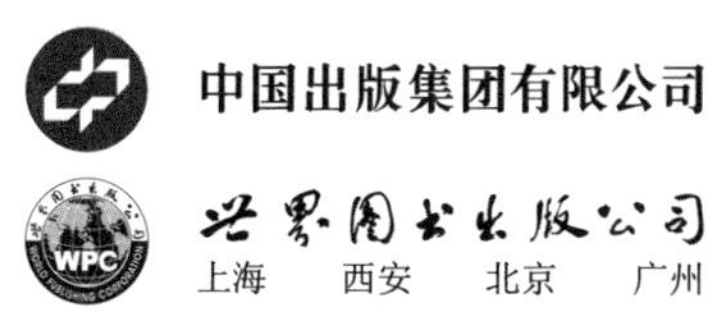
中国出版集团有限公司
世界图书出版公司
上海 西安 北京 广州

图书在版编目(CIP)数据

男性压力性尿失禁 / (意) 朱利奥·德尔·波波洛，(意) 多娜泰拉·皮斯托莱西，(意) 温琴佐·李·马尔齐主编；何建华，林厚维，朱伟超译. —上海：上海世界图书出版公司，2024.5

ISBN 978-7-5232-1232-5

Ⅰ. ①男… Ⅱ. ①朱… ②多… ③温… ④何… ⑤林… ⑥朱… Ⅲ. ①男性—尿失禁—诊疗 Ⅳ. ①R711.59

中国国家版本馆 CIP 数据核字(2024)第 066526 号

书　　名　男性压力性尿失禁
　　　　　Nanxing Yalixing Niaoshijin
主　　编　[意] 朱利奥·德尔·波波洛　[意] 多娜泰拉·皮斯托莱西
　　　　　[意] 温琴佐·李·马尔齐
主　　译　何建华　林厚维　朱伟超
责任编辑　沈蔚颖
装帧设计　南京展望文化发展有限公司
出版发行　上海世界图书出版公司
地　　址　上海市广中路 88 号 9 - 10 楼
邮　　编　200083
网　　址　http:// www. wpcsh. com
经　　销　新华书店
印　　刷　杭州锦鸿数码印刷有限公司
开　　本　787mm × 1092mm　1/ 16
印　　张　15.25
字　　数　250 千字
印　　数　1 - 1700
版　　次　2024 年 5 月第 1 版　2024 年 5 月第 1 次印刷
版权登记　图字 09 - 2023 - 0751 号
书　　号　ISBN 978-7-5232-1232-5/ R · 729
定　　价　200.00 元

主译介绍

何建华　盆底疾病专家、小儿外科专家。中华预防医学会盆底功能障碍防治专业委员会委员、宁波市预防医学会盆底功能障碍防治委员会副主任委员、宁波市康复医学会盆底康复专委会副主任委员。浙江省医学会小儿外科分会委员、宁波市医学会小儿外科分会副主任委员。

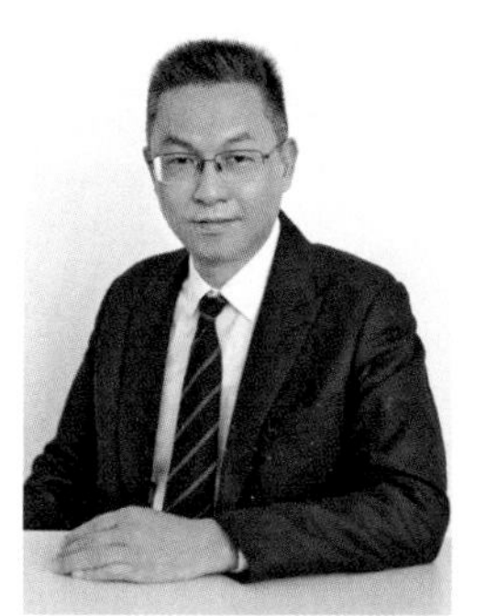

林厚维　医学博士，小儿泌尿外科专家。亚太小儿泌尿外科协会会员，上海市医学会小儿外科分会青年委员，上海市医学会男科分会生殖整形学组成员。

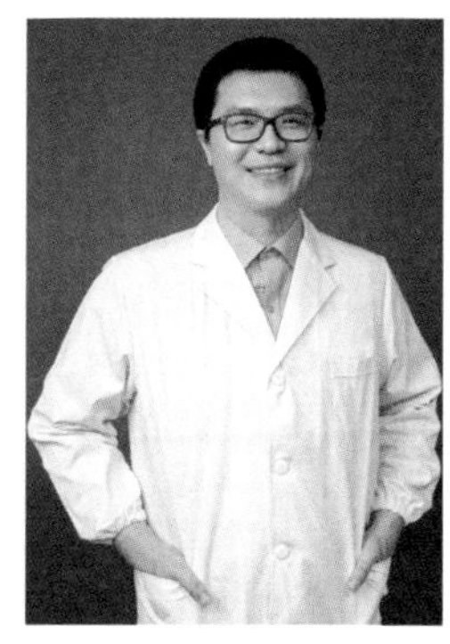

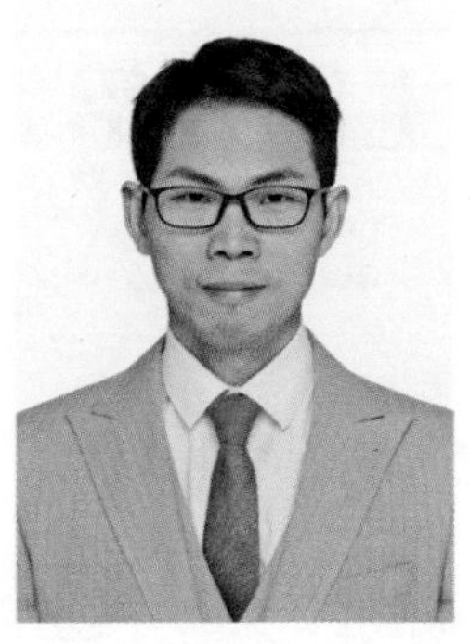

朱伟超 医学硕士，小儿泌尿外科专家。浙江省医学会小儿外科分会青年委员，浙江省青春期医学专业委员会青年委员，宁波医学会小儿外科分会青年委员。

译者名单

主　译

何建华　林厚维　朱伟超

译　者（以姓氏笔画排序）

李约延　朱伟超　任帅俊　杨剑辉　何建华　沈　琦

陈巧琳　林厚维　罗爱平　黄雪琴　虞贤贤

审　校

何　旭

推荐序

我作为主译者的朋友(或领导、同事),以及宁波大学附属第一医院的一分子,很荣幸受邀写序。我始终认为,翻译是一项重要且具有挑战性的工作。通过翻译,译者团队有机会将原书作者的思想和观点传达给不同语言背景的读者,这无疑是一种使命和责任。我相信,只有通过专业的翻译才能真正展现原著的魅力和价值。我相信,无论您是学术界的专家还是年轻医生,这本书都会给您带来启发和思考。希望在您享受阅读的过程中,同时也欢迎您提出宝贵的意见和建议。

宁波大学附属第一医院于 2023 年 3 月 1 日由原宁波市第一医院与原宁波大学医学院附属医院(宁波市第三医院)整合组建而成,有月湖、方桥、外滩三个院区,总建筑面积 40.03 万 m^2,核定床位 3,900 张,是浙江省级区域医疗中心,也是整个宁波地区医疗实力最强的医院。宁波大学附属第一医院盆底中心是宁波地区专业从事盆底功能障碍性疾病诊治和康复的专科医疗机构,致力于提供最高质量的医疗服务和个性化的康复计划,帮助患者重建盆底功能,提高生活质量。

宁波大学附属第一医院在 2000 年完成第 1 例前列腺癌根治手术,之后来院就诊的前列腺癌患者逐年增加,特别是 2010 年泌尿外科在国内较早实现亚专业化,泌尿肿瘤成为独立亚专业,陆续在国内较早实施前列腺全程管理和区域前列腺癌筛查。2022 年前列腺癌根治术作为重点监控病种位列浙江省第 2 位。医院从 2021 年 11 月开始引入达·芬奇机器人后,于 11 月 27 日完成第一例机器人辅助下前列腺癌根治术,到目前为止已经开展 700 例,前列腺癌根治术年单机量居于国内前列。前列腺癌根治手术快速增长,术后对于排尿康复的需求大量增加。

妇产科也是宁波大学附属第一医院传统强科,年分娩量达到近 6,000 人次,特别是危重症孕妇比例超过 17%,出现盆底功能障碍患者比例常年维持在一定比例，患者对于高质量生活的要求促进盆底康复的发展。另外比如肛肠科的便秘、肠道功能紊乱，甚至心身医学科的疾病等对盆底康复治疗都有较大需求。对于一家大型综合性三甲医院来说，建立强大的盆底康复学科非常重要，虽然国内盆底康复经过多年发展已经初具规模，但学科发展基础理论和先进经验需要加强。

盆底中心的建设离不开软硬件的支撑。中心已引进生物刺激反馈仪、磁刺激仪、盆腹动力评估设备、聚焦超声等十余种先进仪器设备，并整合两院区泌尿外科、肛肠外科、妇科等多学科技术优势力量，配备多名专业医护人员，针对下尿路功能障碍、排便功能障碍、盆腔脏器脱垂、慢性盆腔痛、妇科内分泌、性功能障碍、术后康复、产后康复等疾病，对盆底功能进行检查评估和整体康复治疗。

本书的翻译就是盆底中心在软件建设方面做的一次有益尝试，译者团队集合了上海和宁波地区一线专家，为了确保翻译的准确性，他们进行了广泛的研究和阅读，与出版社进行了多次讨论，还参考了其他相关资料。在这个过程中，团队遇到了许多难题和困惑，但通过不懈的努力和探索，最终找到了合适的解决方案，使得这本书如期和读者见面。我相信，本书的出版必将宁波大学附属第一医院盆底中心推向一个新的水平，更好地服务患者，也能带动整个地区的学术水平和研究热情。

再次感谢您选择阅读本书，祝愿您在阅读中获得满意的收获。

（蒋军辉）

宁波大学附属第一医院副院长

译者序

《男性压力性尿失禁》这本书涵盖了从病理生理学到循证临床实践诊断和治疗指南，以及推进尿动力学领域护理的新视野，旨在为医疗专业人员、研究者和从业者提供一份高度专业化的参考资料，以深刻理解并应对这一复杂疾病的挑战。

男性压力性尿失禁是一种解剖异常、神经系统控制失调或膀胱功能障碍引起的泌尿问题。本书深入探讨其生物学基础、病理生理学、临床评估方法、诊断标准和治疗策略，基于最新的临床试验结果、药物治疗指南以及外科干预的最佳实践，为专业读者提供权威且实用的信息。此外，本书特别关注与男性压力性尿失禁治疗相关的并发症，以及为了提高患者生活质量所需的心理和社会支持。

我们有幸主持翻译这本书。在翻译的过程中，我们特别感谢国内泌尿系统疾病治疗领域的专家们，他们的专业见解和实践经验为我们提供了宝贵的指导，确保了翻译版本的准确性和可信度。这本书的译者团队深入研究了最新的医学研究成果，不仅致力于保留原文的精髓，还努力确保翻译版的清晰度和易读性，力求知识能够更广泛地传播。

我们希望本书能成为您临床工作的有力工具，为您在处理男性压力性尿失禁疾病时提供支持和指导。我们也相信，这本书将有助于提高医疗领域对这一疾病的认识，促进更好的临床实践和患者护理。

如果您对本书的翻译或内容有任何问题、评论或建议，我们非常愿意听取您的反馈。我们的目标是不断改进和扩展这个专业资源，以满足读者的需求。最后，我们要感谢您的信任和关注，希望本书能为您提供有益的信息，并为泌尿系统医学领域的进步贡献一份微薄之力。

感谢您的专业关注与支持。

（何建华　何旭）

序

我非常高兴介绍这本关于男性尿失禁的书，有三个原因。首先，它是由施普林格·自然集团与意大利尿动力学学会合作推出的系列书籍的第一本，旨在以直接而全面的方式处理各种功能性泌尿学话题。其次，男性尿失禁目前是一个广泛讨论的问题。但在几年前，尿失禁，尤其是压力性尿失禁，都主要是女性的问题。然而，由于近年来根治前列腺癌的标准治疗——激光前列腺切除术的数量不断增加，术后男性压力性尿失禁的患者数量急剧增加。

根据世界卫生组织对尿失禁的传统定义，它是指从尿道口非自愿且令人困扰地流出尿液，这个定义很好地描述了这个问题。然而，关于这种疾病的文献并不普遍反映这一概念，因为男性尿失禁的话题没有明确定义。这本书的优点在于它的概念组织方面。

男性尿失禁的范围没有明确定义，从前列腺切除术后尿失禁率的巨大变化（1 年后为 5%～45%）到“患者治愈”的重要性。作者们试图勾勒出一个完整和最新的框架。早期术后尿失禁已经被证明会随着时间的推移，在术后第一年以及根治前列腺癌手术后甚至 2 年后的保守治疗下自发消失。在进行了 6～12 个月的保守治疗后，应考虑外科手术方法。有 6%～9%的患者患有持续和（或）严重的尿失禁，也需要外科治疗。

手术解决方案最初仅限于人工尿道括约肌或侵入性较小（且效果远不如人工尿道括约肌）的膨胀剂注射。最近，我们见证了“吊带”手术的引入，近期还出现了一些可调节的装置演进。男性吊带的发展是从用于治疗女性压力性尿失禁的中段尿道吊带中借鉴而来的。

除了人工尿道括约肌外，吊带也是一种新的选择。吊带可以通过重新定位尿道括约肌到术前位置并提供支撑以增强其功能，从而恢复尿道括约肌的功能。然而，尽管对这种新技术抱有希望，但到目前为止，吊带的整体效果并不如人们期望得那么好。我们需要更好地了解吊带的工作原理以及其失败的原因，并更好地选择为患者服务。我们仍然缺乏长期随访数据。

人工尿道括约肌仍然被认为是根治前列腺癌手术后患有压力性尿失禁的男性的金标准，因为它具有最长的安全性和有效性记录，但人工尿道括约肌是一种容易引发并发症和装置故障的具有挑战性的解决方案。它还是一种昂贵的治疗方法，需要患者具备一定的能力和积极性。

最后，我欣赏这本书的第三个原因是作者的专业知识，他们每个人都代表着各自领域的高水平。这是一本条理性较强，汇聚了不同观点的书籍，以实用和现代的多学科方法，为男性压力性尿失禁的治疗提供最新的补充。

朱利奥·尼西塔(Giulio Nicita)
泌尿科主任
意大利佛罗伦萨 AOU Careggi 大学医院

前 言

意大利尿动力学学会(SIUD)推出了关于盆底功能障碍的系列书籍，涵盖了从病理生理学到基于证据的临床实践诊断和治疗指南，以及在尿动力学领域推动护理的新视角的主题。

本书涉及功能性泌尿学家面临的最棘手的问题之一——男性尿失禁。尽管植入人工尿道括约肌仍被认为是一种长期有效的解决方案，但在特定患者中，还可以提供多种新兴的微创治疗方法作为替代选择。

国际专家们广泛探讨了这个问题，提供了一个有用的知识工具，供所有希望深入研究男性尿失禁的人使用。

最后，特别感谢所有作者对这个项目的贡献。

朱利奥·德尔·波波洛(Giulio Del Popolo)

意大利佛罗伦萨

目 录

第一部分　男性盆底功能解剖与压力性尿失禁病因

第二部分　诊 断 检 查

第三部分　保守和药物方法

第四部分　手 术 方 法

第一部分

男性盆底功能解剖与压力性尿失禁病因

1. 男性骨盆的形态学和功能解剖学

弗朗切斯科·马尔森　保罗·德斯特凡尼斯　阿尔贝托·古里奥利　布鲁洛·弗雷

缩略语

APA	附属阴部动脉	CRL	冠部-臀部长度(头臀距)
LA	提肛肌		

1.1 引言

当提到“男性尿失禁”一词时，我们无疑会提到参与这个复杂机制的一些解剖结构。在进行根治性前列腺切除术时，这些结构的相关部分常起着关键的作用。在本章中，将从解剖学和功能学的角度分析所有涉及尿控的结构。将依次讨论尿道括约肌、膀胱颈、耻骨前列腺韧带复合体、尿道直肠肌、前列腺血管供应、提肛肌、下腹神经丛(IHP)、Denonvillieres筋膜和闭孔窝。根据作者的理念，解剖学知识应始终与胚胎学背景相结合，因此大多数解剖学描述将伴随简要的胚胎学背景。

1.2 尿道括约肌

1.2.1 胚胎学

尿道括约肌可分为横纹(外)括约肌和平滑(内)括约肌。Bourdelat和 Tichy 报道，在胎儿性别分化之前，在 5～6 周，尿道前有可能观察到未分化的间充质[1,2]。正如 Kokoua 报道，这种结构在 19～20 周变得更加明显：到 245 mm 阶段，平滑肌和横纹肌变得真正可见；前列腺生长为尿道憩室，长入发育中的尿道括约肌。前列腺和括约肌之间没有筋膜[3,4]。关于内平滑肌，在 112 mm 冠臀长度（头臀距）阶段，可以发现组织学上不同的平滑肌细胞，作为膀胱平滑肌的延伸；与后者不同，三角肌和尿道肌组织似乎具有更一致的细胞外基质成分[5]。正如 Fritsch 在其对膀胱颈横断面的研究中所报道的，膀胱括约肌是来自三角区的环形肌肉，没有任何来自逼尿肌的肌肉部分，而且男性的肌肉体积较女性更大[6,7]。

1.2.1.1 外括约肌的结构解剖

根据 Oehich 的研究结果，成人尿道外括约肌呈马蹄形结构，这基本上是由于前列腺在其内部生长所致[4]。它位于所谓的尿道膜部内，尽管应该指出它不是膜状的，这个名称是不准确的（图 1－1 和图 1－2）。关键的一点是它的神经供应，大多数作者认为它有双重神经支配（骨盆和会阴），而另一些人则承认存在第三个“自主”成分[8,9]。第一个组成部分是骨盆神经，来自 S2、S3 和 S4 的骶骨孔，形成沿骨盆侧壁的神经丛，并从这里向前列腺尖浅上穿过提肛肌，它们可被称为“海绵状神经”。值得注意的是，最初被认为形成束状结构的海绵体神经，仅在 30％的患者体内得到了证实，而 70％的患者则被证明是板状结构[10]。第二个组成部分是阴部神经，由同一骶神经根形成。阴部神经的终末分支从会阴进入括约肌区域，在穿过坐骨棘后不久分离，并进一步向腹内侧延伸。小分支从阴茎背神经分离后接近括约肌[11]。

1.3 耻骨前列腺韧带复合体

耻骨前列腺韧带（图 1－3）复合体由前列腺尖区域的筋膜组织组成，包括耻骨前列腺韧带和腱弓；腱弓代表从耻骨前韧带延伸到坐骨棘的骨盆内筋膜的侧向集结[12]；骨盆内筋膜的腱弓代表部分构成罗吉星的盆腔筋膜的增厚之一，包含坐骨皱襞、骶棘韧带和提肛肌的腱弓；所有这些结

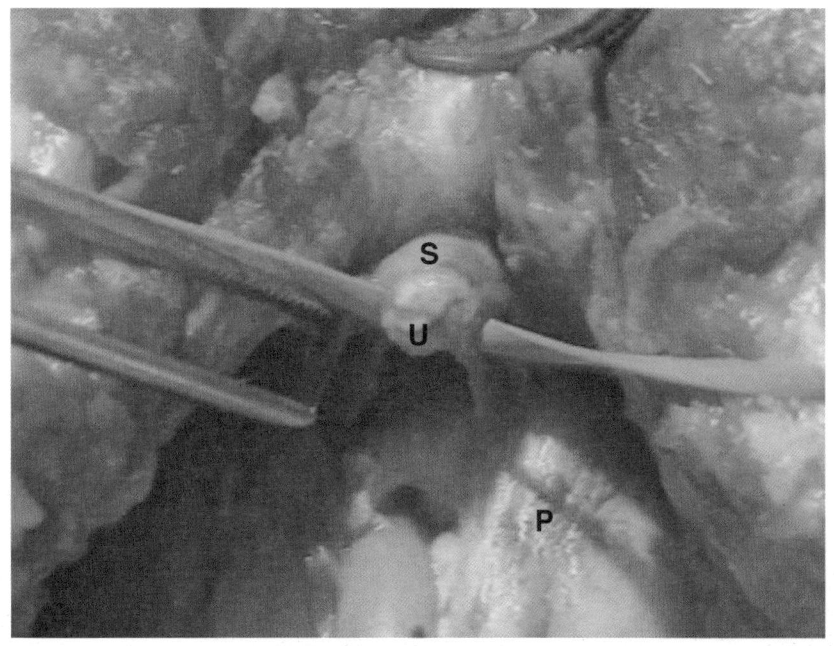

图 1-1　经会阴前列腺切除术时的视图

尿道外括约肌(S)、尿道(U)和前列腺(P)。

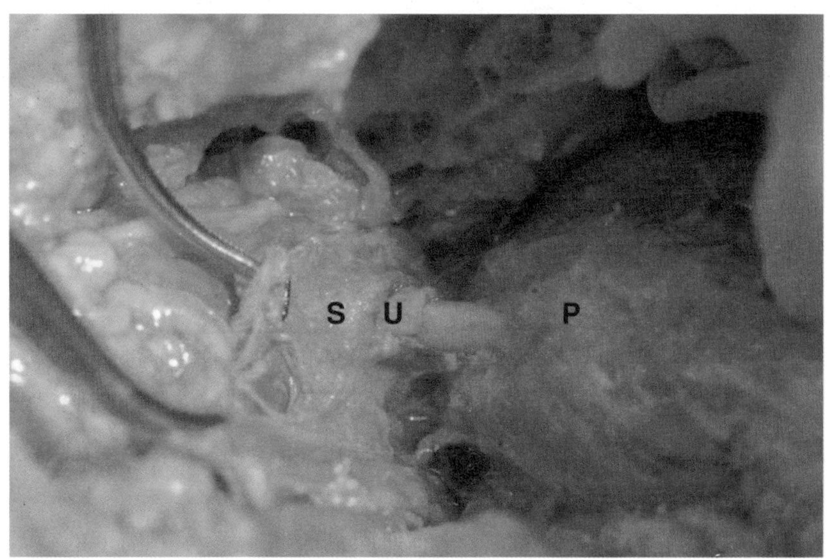

图 1-2　耻骨切除后尸体解剖时的视图

尿道外括约肌(S)、尿道(U)和前列腺(P)。

构都起源于坐骨棘外侧[13]。耻骨前列腺韧带呈金字塔形，将膀胱、前列腺和尿道膜部固定在耻骨联合上。它们由从耻骨联合延伸并附着于尿道膜部的耻骨尿道韧带组分、与前列腺囊融合的耻骨前列腺组分和延伸至膀胱前壁的薄耻骨膀胱组分组成。后者被 Meyers 描述为“逼尿肌围裙”，这是一个连接膀胱前壁和耻骨前列腺韧带的无血管平面，被认为是 McNeal 前纤维肌肉间质的主要组成部分[14]。Dorschner 及其同事为这一论断提供了组织学证据，他们发现平滑肌从膀胱向下延伸到耻骨[15]。尽管定义不同，但根据 Fritsch 对人类骨盆的研究，耻骨韧带是唯一真正的骨盆韧带，而其他所谓的韧带是结缔组织返折的皱褶[16]。

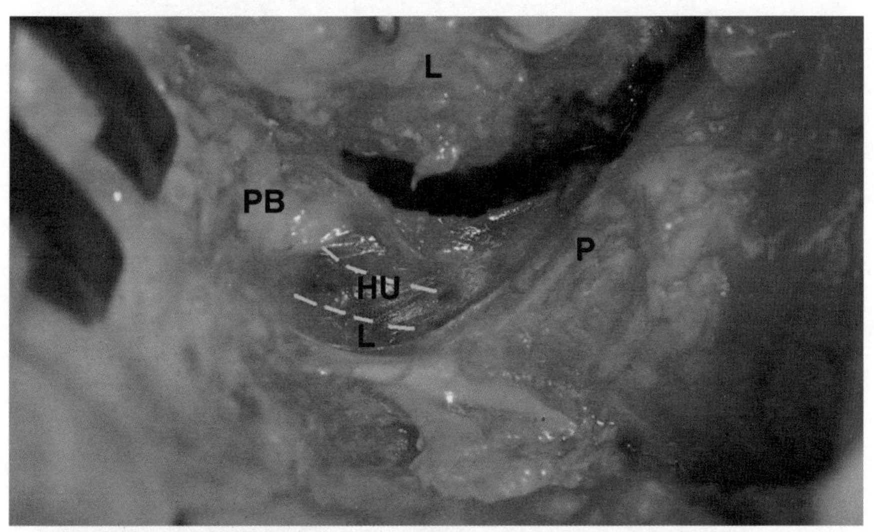

图 1-3　尸体解剖时的侧视图

耻骨前列腺韧带复合体(L)。前列腺(P)、耻骨(PB)、尿道裂孔(HU)。

一些作者认识到耻骨前列腺韧带复合体的第二个组成部分，被称为“耻骨会阴部肌肉组成部分”：一对肌肉，起源于耻骨，位于前列腺-尿道交界处，终止于会阴体、肛门外括约肌深层和球海绵体肌。这个结构就像一个肌肉吊床，支撑着后方的尿道[12]。

与大多数解剖结构一样，耻骨前列腺韧带也可发生解剖上的变异。Kim 和他的同事开发了一个基于形态学的分类系统：平行(从前列腺前表面到耻骨联合成直线，彼此相邻)，V 型(起源于前列腺上更内侧的点，在插入耻骨联合之前横向分叉)，倒 V 型(起源于前列腺上独立的外侧点，然后向内侧移动，插入耻骨上更内侧的点)，以及融合(由左、右韧带组成，彼此无法辨认，两根韧带之间没有明确的边界)[17]。

1.4 尿道直肠肌

需要详细分析的一个关键点是尿道直肠肌，通常在泌尿学文献中将其描述为直肠壁外纵向平滑肌的前延伸。它由几个薄的平滑肌束组成，在直肠和肛管交界处形成的直角的顶端离开直肠，在会阴体的顶点与 Denonvilliers 筋膜和后横纹括约肌相连。关于其胚胎学起源有不同的假设，对一些作者来说，它是一个独立的结构，位于尾部横纹括约肌和肛门直肠管的外肌鞘之间，对应于成人中的会阴直肠肌[18]，其他作者将这个结构描述为直肠壁平滑肌的一部分，由两个侧臂组成，在中线融合并插入会阴体，呈 Y 形。

除了胚胎学上的起源外，应强调的要点是其手术方法：在根治性耻骨后前列腺切除术中，分割尿道后壁时，可以清楚地看到从前列腺顶端向会阴体延伸的一片肌肉。对许多泌尿外科医生来说，这代表了尿道直肠肌，但这只是尿道黏膜的延伸。相反，尿道直肠肌在会阴部前列腺切除术中清晰可见。在这种情况下，它被认为是一个厚度为 2～10 mm 的结构，必须被分开才能进入前列腺的后表面[19]。尿道直肠肌影响尿道膜部的稳定性。尿道直肠肌的神经供应来自海绵体神经，一些作者推测，重建背侧肌筋膜板(Rocco 缝合)可能会损伤这些神经纤维，从而可能导致尿失禁[20，21]。

1.5 前列腺血管供应和解剖学上的变化

1.5.1 静脉床和 Santorini 静脉丛

前列腺静脉引流遵循区域模式，最相关的前列腺引流在耻骨前列腺间隙前面。在这个空间里，前列腺静脉与阴茎背静脉连接，形成 Santorini

静脉丛。

在进行根治性前列腺切除术时，Santorini 结扎和管理是关键步骤之一。1724 年，Giovanni Domenico Santorini 在《解剖学观察》[22] 中首次描述了这种静脉丛。其可以有不同的解剖变异，在 Myers 收集的 160 例根治性前列腺癌切除术的数据中，中线静脉是最常见的，涉及 60％的患者；另外 20％的患者有分叉，其中约 60％的患者有右侧或左侧盆腔侧壁分支；有 20％的患者不是单一的中线情况，其中 10％的病例静脉完全缺如[23]。Santorini 静脉丛引流到阴部和膀胱下静脉，最终汇入髂内静脉和痔静脉。作者认为，在治疗前列腺静脉供应时，必须记住 Batson 神经丛的临床意义：它是一种分布于骶骨、脊柱和髂骨的神经丛，在转移性前列腺癌疾病中并不少见[24]。

1.5.2 前列腺动脉供应

人类前列腺动脉血管供应的首次描述来自尸体解剖，最近通过动脉栓塞治疗良性前列腺增生的尝试使得泌尿外科医生可以通过进一步的尸体切片和 CT 扫描研究，来提高对前列腺动脉解剖知识的认识。实际表明，前列腺动脉血管来自两个主要的动脉蒂：上动脉蒂和下动脉蒂。上前列腺动脉蒂为整个前列腺和下膀胱提供血液供应；下前列腺蒂给前列腺尖血供。在 77.8％的病例中发现前列腺上蒂是单一的，而在剩余的 22.2％病例中发现有多个上动脉供血者。其最常见的起源是髂内动脉前干(56.5％)，其他的起源为直肠中动脉(17.4％)、阴部内动脉(4.3％)和闭孔动脉(4.3％)。在 Clegg 关于前列腺动脉供应的最早研究中，前列腺上蒂被称为前列腺-膀胱动脉：该动脉被发现分为膀胱干、恒定的前列腺大动脉和作者所称的“后囊动脉”，供应精囊的后部。在 32％的病例中发现直肠上动脉供应前列腺。

前列腺下蒂通常与前列腺上蒂的侧支形成吻合的血管丛[25, 26]。1937 年，Flocks 描述了前列腺动脉的特殊分工：一个较浅的组和一个深的组，即穿透尿道组。Flocks 通过观察经尿道切除术中一些恒定的出血点来研究前列腺内动脉的解剖结构，发现尿道组沿着侧叶直接到达膀胱颈，在精阜水平终止。这些动脉是恒定的，现在被称为“Flocks 动脉”，在前列腺经尿道切除术中，可以在第 1 点和第 11 点发现，而经常在第 5 点和第 7 点发现的动脉被称为“Badenoch 动脉”[27]。

必须对阴部副动脉（APA，图 1-4）的解剖结构进行一些解释。它们被定义为起源于下腹部的动脉。有一条沿提肛肌上行，并在耻骨下向阴茎移动。根据鉴定方法（尸体解剖、开放和腹腔镜/机器人手术），其发生率为 7%～75%。一般来说，有两种 APA：第一种是顶端 APA，出现在提肛肌纤维之间；第二种是侧面 APA，通过提肛肌上方。后者可进一步分为前列腺型和盆腔侧壁型。目前正在讨论 APA 在前列腺切除术后勃起功能障碍中的作用[28]。

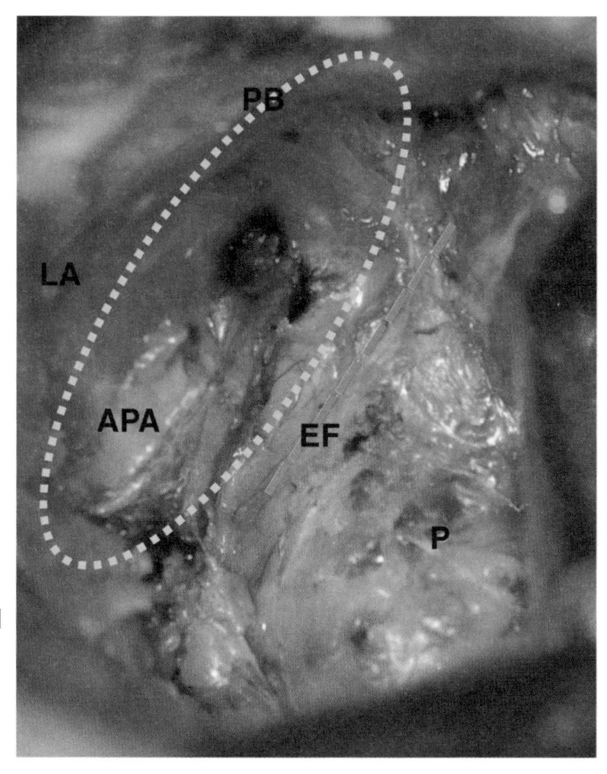

图 1-4　尸体解剖时的侧视图

阴部副动脉（APA）。前列腺（P）；耻骨（PB）；提肛肌（LA）；盆腔内筋膜切开（EF）。

1.6　提肛肌

关于提肛肌（LA）的发育，人们知之甚少。根据 Popowsky（1899 年）

的说法，LA 是通过部分肌纤维的腹侧迁移而从尾骨肌发展而来，而 Power(1948 年)认为它是腹直肌的一部分，被耻骨的生长所分离。Koch 和他的同事详细研究了提肛肌的胚胎发育，发现它第一次出现是在头臀距为 17 mm 的胚胎中。在这一阶段，它是位于肛门外括约肌复合体水平的一块肌肉，与肛门外括约肌的深层部分相连；在头臀距为 22 mm 时，它向耻骨方向发展，但还没有附着；在头臀距 30 mm 时，耻骨联合形成，并附着有肛管，形成尿道裂孔。在头臀距 43 mm 时，它已经完成了后方的发育，到达尾骨，通过尾骨韧带与之相连。在头臀距 50 mm 时，它的形成基本完成，在腹侧与耻骨下支的上部相连，而在外侧则完全覆盖了骨盆出口，沿着腱弓向未来的坐骨棘移动。

根据这项胚胎学研究，LA 是一个单一的肌肉，没有证据表明在 3 个不同的肌肉中存在解剖学上的细分[29]。

LA 肌是一种横纹肌，与尿道括约肌一样，是构成盆膈的主要肌肉，被由 IV 型和其他胶原组成的肌内膜所包围。提肛肌与周围的结构有重要的联系：它用其双侧的吊带夹住尿道口区，显示出将其力量传递给尿道的特性。组织学研究证明，提肛肌有一个包含静脉和神经的筋膜，连接着 LA 和肛门括约肌。这个筋膜覆盖着一种肌腱，作为收缩的支点[30]。所有的盆腔肌肉组织都被盆腔内筋膜完全覆盖。从经典的角度看，与以前报道的 Koch 研究不同，LA 由三部分组成，分别为髂尾骨肌、耻骨尾骨肌和耻骨直肠肌。最近，Shafik 等人从功能的角度描述了 LA 的详细解剖，使人们对 LA 的功能有了逻辑上的理解。LA 是一个圆锥形的结构，前部开口称为提肛孔，后部结构称为尾骨缝。提肛板由两束组成，外侧束呈三角形，在闭孔肌筋膜一侧有一个大基底；内侧束形成两条带状，称为脚，可识别三种类型，即经典型、脚重叠型和脚剪刀型。在经典的模式下，脚起源于耻骨而没有交叉，2 个脚之间的间隙被耻骨前列腺韧带占据。在脚重叠模式中，脚的近端部分在其起点与耻骨联合重叠，而在弯剪型模式中，两个脚在其起点相交，例如右脚从左耻骨体产生，反之亦然。

在裂孔的水平上，存在一个被称为“悬吊带”的垂直肌肉结构，它将 LA 与皮肤相连，部分与肛门和尿道括约肌相连，最后，LA 通过“裂孔韧带”与裂孔内器官相连。这可被视为盆腔内筋膜的延伸，在组织学上由与胶原蛋白混合的弹性纤维组成。Shafik 模型有助于理解 LA 的功能解剖，显示肌肉和盆腔内器官之间的联系[31]。

1.7　男性下腹神经丛

在“保留神经”手术的时代，对男性盆腔神经供应的完美解剖认知至关重要。几乎所有的盆腔神经都来自上腹下神经丛(SHP)：该结构主要由来自肠系膜下神经丛的两个神经板构成。SHP 可以在主动脉分叉的水平找到，在骶骨岬的前面，90％的病例在主动脉前，10％的病例在主动脉后。它分为两层，下层称为腹下神经，有一个斜前下走行，位于髂内血管的下方和内部，在输尿管和输精管之间的交叉处进入下腹下神经丛(IHP)。IHP 最早由 Latarjet 和 Bonnet 以及 Delmas 和 Laux 描述[32, 33]。IHP 的其他组成部分是盆腔内脏神经，从骶骨孔中传出。IHP 测量值为 40 mm×10 mm×3 mm，具有 4 个边界 2 个面：后缘来自腹下神经，后下角来自盆腔内脏神经，上边界被直肠膀胱袋的腹膜覆盖，下边界与盆腔内筋膜接触，前边界与前列腺的后方相对应。其内侧与直肠筋膜的前外侧相接触。从 IHP 的前下边界传出海绵状神经，沿着前列腺后外侧面沿着提肛肌上的反射线走行，其他传出神经丛是输尿管-膀胱、膀胱-尿道和前列腺神经。在详细的尸体解剖中，Mauroy 等人发现了与 IHP 有关的三个重要的解剖横切面：第一个是在输尿管末端和输精管的交汇处，被认为是 IHP 的起源；第二个是在精囊的外侧；第三个是通过膀胱-输精管-前列腺的交叉点，是传出支的起源[34]。

Atsushi Takenaka 等人研究了海绵状神经的解剖学变异(图 1－5)，发现在其冠状面和矢状面上，神经穿过横纹肌和提肛肌之间的狭窄空间，没有直接穿透括约肌，但产生几根细支进入括约肌区域；相反，在冠状面和矢状面上，神经似乎穿透了尿道直肠肌。考虑到神经和前列腺尖之间的关系，从正面看没有观察到位置的变化，但在矢状方向，位置的变化是明显的，可以从 7～8 点钟位置变为 10～11 点钟位置[21]。

关于尿道膜部的神经支配，Song 等人进行了详细的研究，发现尿道膜部的神经供应来自 IHP 神经丛，由海绵体神经和阴部神经组成，海绵

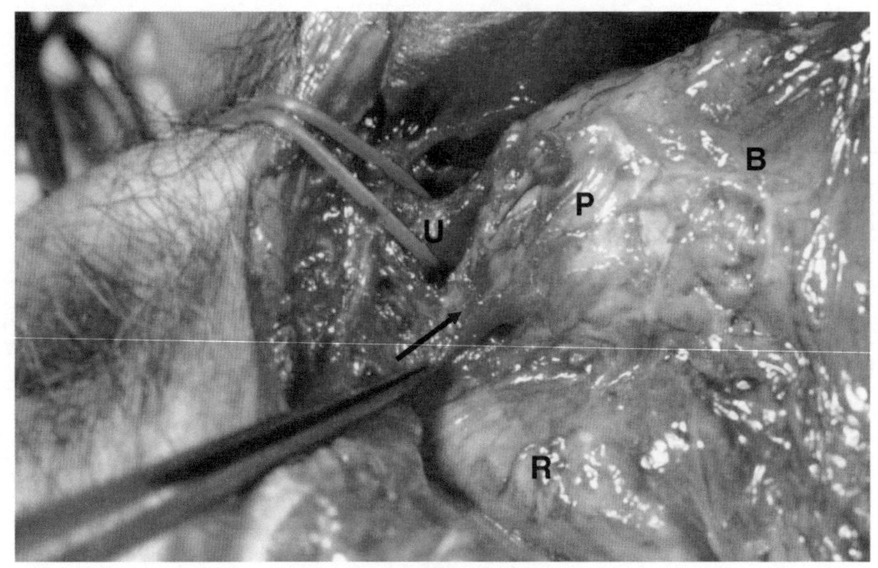

图 1-5　4B 神经血管束在耻骨切除后的尸体解剖

前列腺(P);膀胱(B);直肠(R);箭头为盆腔神经丛。尿道(U);箭头为神经血管束。

体神经的确切走向已被描述。关于阴部神经,它对尿道膜部的贡献来自骨盆外和骨盆内的分支。在离开阴部管之前,阴部神经发出一个骨盆内分支,穿过提肛肌以支配尿道膜部;另一方面,尿道膜部的骨盆外分支来自阴茎背神经[35]。

1.8　Denonvilliers 的筋膜

直肠生殖器膈(男性称为 Denonvilliers 筋膜,女性称为直肠阴道膈)在男女两性的直肠和泌尿生殖器官之间形成一个不完整的分隔。

它由胶原蛋白、弹性纤维和平滑肌细胞组成,其中夹杂着来自下腹神经丛的自主神经纤维[36]。

即使该筋膜是外科医生进行盆腔手术(如根治性前列腺切除术或 Miles 截肢术)的手术标志,但自 1836 年 Charles Pierre Denonvilliers 首次描述该结构以来,关于其解剖和胚胎学起源仍未达成一致。

他把这一层称为男性的“前列腺腹膜”膜层。

该筋膜似乎在侧面与膀胱周围神经丛的疏松结缔组织轻度融合，前部覆盖前列腺的后表面，后部被直肠前松散结缔组织与直肠分开，下部固定在会阴中心腱上。

在解剖学上，筋膜由前板层形成，随后由前层和后层以及后层叠连。在两个板层之间可以形成一个虚拟空间（Proust 前列腺后间隙），而在后板层的背面，可以识别 Hartmann 的空间[37]。

几十年来，直肠生殖器膈的胚胎学起源一直受到强烈的争论，今天它仍然是一个争论的问题。

Cuneo 和 Veau 在 1899 年首次对这种筋膜的胚胎起源提出了质疑，认为它是由直肠膀胱角的胚胎腹膜融合而产生的。他们没有发现任何明显的 Denonvilliers 筋膜层。

另一方面，Wesson 在 1922 年反驳了这一理论，认为上述筋膜是在胎儿发育过程中由直肠袋压迫引起的未分化的胚胎腹膜（间质）集结的结果。他将筋膜描述为双层：前层背向膀胱，后层位于直肠管腹侧。

最后，在 1945 年，Tobin 和 Benjamin 证实了 Wesson 的断言，即膀胱和直肠被间质所覆盖；然而，与他不同，他们发现在这两个间质之间有第三个组织层（间皮）。这第三层被一层薄薄的相邻间质所包围，在胎儿发育过程中，由于直肠袋的压迫，这些层的融合将决定腹膜间质的衰退和消失，而相邻间质则被留下，发展成 Denonvilliers 的筋膜[38]。

即使神经血管束不通过 Denonvillieres 筋膜，Dumonceau 和 Delmas 也发现一些来自下腹神经丛的神经血管蒂，穿过直肠膀胱筋膜来支配前列腺。Kourambas 等人在其组织学研究中也发现了同样的结果。他们的结论是，在根治性前列腺切除术中应完整地切除这一筋膜[39, 40]。

1.9 闭孔窝

闭孔窝是对男性尿失禁手术至关重要的解剖区域，通常用于治疗尿失禁的男性吊带会穿过闭孔窝。其详细的解剖知识对外科医生来说至关重要。

闭孔窝是由闭孔周围的软组织和周围的骨结构（耻骨和同侧的坐骨-

耻骨支)形成的解剖区域。其进一步解剖学研究从最浅层到更深层进行。

切开皮肤和皮下组织后,可以发现一个肌肉平面。它是由四块肌肉组成的,在解剖过程中逐步确定:股薄肌、长收肌、短收肌和闭孔外肌[41]。

只有最后一个完全属于该区域:相对于斯卡帕三角区,它处于一个更深的平面。它起源于耻骨水平支和坐骨-耻骨支;它的纤维向下并向外侧延伸到转子窝。

在闭孔外肌下出现一个骨性平面,它由闭孔、闭孔动脉和闭孔外膜组成。

男性的闭孔呈椭圆形。闭孔的下部被闭孔膜封闭,只有上部的闭孔沟是开放的。

闭孔外膜向前加固闭孔膜,向下以其上游离缘划定闭孔管。

闭孔管使骨盆腔与大腿前内侧相通,长度为 2.5 cm。它的后部(骨盆)口(15 mm×10 mm)由闭孔沟和闭孔内肌纤维插入处划定。其前部(股骨)口(15 mm×8 mm)由闭孔沟、外闭孔膜和闭孔外肌划定。

闭孔管底是由闭孔内膜、闭孔膜、闭孔外膜和闭孔外膜的上缘组成。

在该区域进行吊带手术时,对该区域神经和血管的准确了解是最重要的。

闭孔神经、动脉和静脉分布在闭孔管的内侧。

闭孔神经位于动脉上方,起源于闭孔外的 3～4 个分支,支配闭孔内肌和外肌以及臀部肌肉群。

闭孔动脉在大多数情况下起源于髂内动脉,少数情况下起源于髂外动脉,很少情况下起源于髂内动脉和髂外动脉之间的吻合支[42]。

它在闭孔管内部分为两支,内外侧的支在闭孔孔的外部环绕并相互吻合。

每条闭孔动脉的末端支后面跟着两条卫星静脉,一个静脉丛在闭孔外肌前方形成,并与股静脉相连通。

全球范围内广为人知的是,沿髂腰线盲目解剖的危险在于担心损伤“死亡之冠”。这种“异常”结构是由一条或多条血管[动脉和(或)静脉]穿过骨盆边缘并向下进入闭孔形成的[43]。

Gilroy 和他的同事研究了 105 具尸体的闭孔动脉和静脉的通路,表明只有18%～30%的样本人群没有显示出变异血管。

在文献中，关于闭孔动脉的起源有三种分支模式：① 髂内动脉（正常，62%～67%的病例）；② 上腹部下/髂外动脉（变异，33%～38%的病例）；③ 两个位置。

闭孔静脉最常见的（57%～73%）引流模式是普通静脉汇入到髂内静脉，和另一条静脉穿过骨盆边缘源于腹壁下静脉的组合，因此静脉模式的变化远高于动脉[42]。

（朱伟超 译　何旭 审）

参考文献

[1] Bourdelat D, Barbet JP, Butler-Browne GS (1992) Fetal development of the urethral sphincter. Eur J Pediatr Surg, 2: 35-38.

[2] Tichy M (1989) The morphogenesis of human sphincter urethrae muscle. Anat Embryol, 180: 577-582.

[3] Kokoua A, Homsy Y, Lavigne JF, Williot P, Corcos J, Laberge I, Michaud J (1993) Maturation of the external urinary sphincter: a comparative histotopographic study in humans. J Urol, 150: 617-622.

[4] Oehich TM (1980) The urethral sphincter muscle in the male. Am J Anat 158: 229-246.

[5] Gilpin SA, Gosling JA (1967) Smooth muscle in the wall of the developing human urinary bladder and urethra. J Anat, 137: 503-512.

[6] Oswald J, Schwentner C, Lunacek A et al. (2006) Reevaluation of the fetalmuscle development of the vesical trigone. J Urol, 176: 1166-1170.

[7] Oswald J, Heidegger I, Steiner E et al. (2013) Gender-related fetal development of the internal urethral sphincter. Urology, 82(6): 1410-1415.

[8] Donker PJ, Dröes JTPM, Van Ulden BM (1976) Anatomy of the musculature and innervation of the bladder and the urethra. In: Williams DI, Chisholm GD (eds) Scientific foundations of urology, vol 2. William Heinemann Medical Books, London, 32-39.

[9] Elbadawi A，Schenk EA（1974）A new theory of the innervation of bladder musculature. 2. Innervation of the vesicourethral junction and external urethral sphincter. J Urol，111：613 - 615.

[10] Hinata N，Sejima T，Takenaka A（2013）Progress in pelvic anatomy from the viewpoint of radical prostatectomy. Int J Urol 20：260 - 270.

[11] Zvara P，Carrier S，Kour NW，Tanagho EA（1994）The detailed neuroanatomy of the human striated urethral sphincter. Br J Urol，74(2)：182 - 187.

[12] Tewari AK，Bigelow K，Rao S，et al.（2007）Anatomic restoration technique of continence mechanism and preservation of puboprostatic collar：a novel modififi cation to achieve early urinary continence in men undergoing robotic prostatectomy. Urology，69(4)：726 - 731.

[13] Occelli B，Narducci F，Hautefeuille J，et al.（2001）Anatomic study of arcus tendineus fasciae pelvis. Eur J Obstet Gynecol Reprod Biol，97(2)：213 - 219.

[14] Myers RP（2002）Detrusor apron，associated vascular plexus，and avascular plane：relevance to radical retropubic prostatectomy-anatomic and surgical commentary. Urology，59(4)：472 - 479.

[15] Dorschner W，Biesold M，Schmidt F et al.（1999）The dispute about the external sphincter and the urogenital diaphragm. J Urol，162：1942 - 1945.

[16] Fritsch H，Lienemann A，Brenner E，et al.（2004）Clinical anatomy of the pelvic floor. Springer，Berlin/Heidelberg.

[17] Kim M，Boyle SL，Fernandez A et al.（2014）Development of a novel classification system for anatomical variants of the puboprostatic ligaments with expert validation. Can Urol Assoc J，8(11 - 12)：432 - 436.

[18] Sebe P，Oswald J，Fritsch H（2005）An embryological study of fetal development of the rectourethralis muscle-does it really exist? J Urol，173(2)：583 - 586.

[19] Brooks JD，Eggener SE，Chao WM（2002）Anatomy of the rectourethralis muscle. Eur Urol，41(1)：94 - 100.

[20] Soga H，Takenaka A，Murakami G，Fujisawa M（2008）Topographical relationship between urethral rhabdosphincter and rectourethralis muscle：a better understanding of the apical dissection and the posterior

stitches in radical prostatectomy. Int J Urol, 15(8): 729 - 732.

[21] Takenaka A, Murakami G, Matsubara A et al. (2005) Variation in course of cavernous nerve with special reference to details of topographic relationships near prostatic apex: histologic study using male cadavers. Urology, 65: 136 - 142.

[22] Kleinerman R, John A, Etienne D (2014) Giovanni Domenico Santorini (1681 - 1737): a prominent physician and meticulous anatomist. Clin Anat, 27(4): 545 - 547.

[23] Myers RP (1991) Anatomical variation of the superficial preprostatic vein with respect to radical retropubic prostatectomy. J Urol, 145: 992 - 993.

[24] Nathoo N, Caris EC, Wiener JA et al. (2011) History of the vertebral venous plexus and the significant contributions of Breschet and Batson. Neurosurgery, 69(5): 1007 - 1014.

[25] Garcia-Monaco R, Garategui L, Kizilevsky N (2014) Human cadaveric specimen study of the prostatic arterial anatomy: implications for arterial embolization. J Vasc Interv Radiol, 25(2): 315 - 322.

[26] Clegg EJ (1955) The arterial supply of the human prostate and seminal vesicles. J Anat 89(2): 209 - 216.

[27] Flocks RH (1937) The arterial distribution within the prostate gland: its role in transurethral prostatic resection. J Urol, 37: 524 - 548.

[28] Allan R, García NA, Montenegro JM, Álvarez-Alberó JN (2012) Prevalence of accessory pudendal artery. Clin Anat, 25(8): 983 - 985.

[29] Koch WFRM, Marani E (2007) Early development of the human pelvic diaphragm. Springer, Berlin/Heidelberg.

[30] Hinata N, Murakami G (2014) The urethral rhabdosphincter, levator ani muscle, and perineal membrane: a review. Biomed Res Int, 2014: 1 - 18.

[31] Shafik A (1999) Levator ani muscle: new physioanatomical aspects and role in the micturition mechanism. World J Urol, 17(5): 266 - 273.

[32] Latarjet A, Bonnet P (1913) Le plexus hypogastrique chez l'homme. Lyon Chir, 9: 221 - 224.

[33] Delmas J, Laux G (1933) Anatomie me'dico-chirurgicale du syste'me nerveux ve'ge'tatif. Masson, Paris.

[34] Mauroy B, Demondion X, Drizenko A (2003) The inferior hypogastric

plexus (pelvic plexus): its importance in neural preservation techniques. Surg Radiol Anat 25(1): 6-15, Epub, 2003 Apr 11.

[35] Song LJ, Lu HK, Wang JP, Xu YM (2010) Cadaveric study of nerves supplying the membranous urethra. Neurourol Urodyn, 29 (4): 592-595.

[36] Aigner F, Zbar AP, Ludwikowski B, et al. (2004) The rectogenital septum: morphology, function, and clinical relevance. Dis Colon Rectum, 47: 131-140.

[37] Charran O, Muhleman M, Shoja MM et al. (2013) Charles-Pierre Denonvilliers (1808-1872): renowned anatomist, plastic surgeon, and influential member of French society. Clin Anat, 26: 788-792.

[38] Van Ophoven A, Roth S (1997) The anatomy and embryological origins of the fascia of Denenovilliers: a medico-historical debate. J Urol, 157: 3-9.

[39] Dumonceau O, Delmas V, Toublanc M, et al. (2000) Innervation of Denonvilliers' recto-vesical fascia. Anatomical study. Prog Urol, 10 (1): 53-57.

[40] Kourambas J, Angus DG, Hosking P, et al. (1998) A histological study of Denonvilliers' fascia and its relationship to the neurovascular bundle. Br J Urol, 82(3): 408-410.

[41] Testut L, Jacob H (1933) Anatomia Topografifi ca, vol Tomo II. Utet, Torino, 380-384.

[42] Gilroy AM, Hermey DC, Di Benedetto LM et al. (1997) Variability of the obturator vessels. Clin Anat, 10: 328-332.

[43] Pick JW, Anson BJ, Ashley FL (1942) The origin of the obturator artery: a study of 640 body halves. Am J Anat, 70: 317-343.

2. 控尿生理学与男性压力性尿失禁病理生理学

罗伯托·米利亚里　多娜泰拉·皮斯托莱西　安德里亚·布法迪　乔凡尼·武科

2.1 引言

男性控尿机制的神经生理学功能主要集中在排尿困难上，并致力于探索梗阻而非尿失禁。与这些情况相比，压力性尿失禁的症状是一个很容易被忽视的小问题。

男性压力性尿失禁（SUI）的病理生理机制尚不完全清楚，对于根治性前列腺切除术后 SUI 的机制及术前是否存在危险因素尚无共识[1]，盆腔脏器、前列腺、括约肌复合体和尿道之间的关系并没有随着年龄的增长而发生根本性的变化，但是，神经病理性改变和肌肉、筋膜或结缔组织损伤的结合很可能是导致男性压力性尿失禁发生的原因。

其确切的机制仍存在争议。我们对男性压力性尿失禁（SUI）病理生理学的理解似乎遵循了女性压力性尿失禁病因理论的演变[2]。然而，尽管女性 SUI 的病史可能有助于理解并可能减少研究男性 SUI 所需的时间，但一些解剖学差异可能会使这一知识的转变变得困难和复杂。

Kelly 的报告是男性和女性 SUI 病因历史演变相似之处的一个例子，该报告将女性 SUI 归因于“膀胱颈漏斗”。根据他的假设，这是由于尿道和膀胱括约肌失去弹性或正常张力引起的[3]。Kelly 对膀胱颈漏斗的描述是未来 SUI 病理生理学功能理论的前身。我们知道，根治性前列腺切除术后膀胱颈开放已被描述并表明是男性 SUI 的主要原因之一[3]。

1923 年，在 Kelly 的理论整整十年之后，Bonney 试图从解剖支撑失败的角度来解释女性 SUI 的病因,“尿失禁似乎是由于耻骨子宫肌层前部的松弛,因此在突然的压力下产生收缩,使膀胱在耻骨联合和尿道后面滑动,通过绕耻骨下角旋转向下和向前移动”[4]。同样,用不同吊带进行前列腺切除术后尿失禁手术提示括约肌复合体向下脱位可能是导致闭合机制不佳的原因,尽管这一概念仍缺乏确切的证据。

另一位女性 SUI 的先驱 Kennedy[5]认为,与尿道下方中缝相连的提肛肌(LA)纤维的围产期瘢痕性损伤,加上自主括约肌的神经支配受损,使括约肌的正常圆形变形,会导致“尿道黏膜的褶皱不再完全覆盖尿道管”。我们再次认识到男性尿道括约肌完整性的重要性,尤其是在前列腺手术的准备过程中。

在 20 世纪 60 年代和 70 年代,女性 SUI 的压力传递理论占主导地位,直到像 Enhorning 这样的研究员开始将神经生理学测试的诊断能力应用于盆底,提出了 SUI 的神经源性病因[6,7]。Smith 及其同事通过将患有尿动力压力性尿失禁的女性与对照组进行比较,并证明压力性尿失禁队列中尿道横纹肌和盆底肌肉组织的去神经损伤,从而证实了这些发现[8]。

男性尿道外括约肌的神经支配是尿控的关键,多年来一直是许多相互矛盾的研究主题。了解控尿的混合神经支配和前列腺外侧狭窄的解剖结构,对于预防前列腺和膀胱手术后的尿失禁具有重要意义[9-11]。手术结果显示这些还未被精确定义的括约肌神经纤维,对于尿失禁和尿失禁术后技术失败具有重要影响[12,13]。

然而,括约肌功能不全可与尿道支持不良并存。大多数 SUI 患者同时存在尿道支持丧失和括约肌功能障碍。越来越多的人认识到 SUI 病因的局限性,这为尿道支持丧失和括约肌功能障碍相结合的理论奠定了基础。1994 年,DeLancey[14-16]提出了一种针对女性患者 SUI 的综合理论。通过解剖学研究,他假设耻骨宫颈筋膜为膀胱颈提供了类似吊床的支撑,从而在腹腔内压力增加时为近端尿道的压迫提供了背板支撑。失去这种支撑会影响腹腔内压力的平衡传递。DeLancey 理论的这一部分结合了 Bonney 和 Enhörning 的理论。然而,他的理论也解释了神经肌肉功能障碍。DeLancey 的解剖观察显示耻骨宫颈筋膜与耻骨联合的提肛肌有连接。他假设，这种与提肛肌的连接允许在提肛肌收缩过程中主动抬高膀胱颈。为了协调括约肌功能障碍和尿道支持不足，Petros 和 Ulmsten[17, 18]提出了尿失禁的整体理论。这一理论试图解释涉及女性尿失禁的结构之间的相互作用，以及年龄、激素和医源性损伤的瘢痕组织的影响。这一整体理论的主要创新之一是初步证明韧带和其他结缔组织结构在盆腔功能障碍，特别是尿失禁中起关键作用。简单地说，就是肌肉靠着韧带来闭合或打开尿道。因此，松动的韧带可能会削弱肌肉收缩，导致尿道闭合问题（尿失禁）。

男性结构性功能障碍通过改变膀胱颈功能中涉及的肌肉运动的传递和（或）改变不同活动（排尿、尿失禁、肛门失禁等）中产生的矢量力量从而促进 SUI，我们不知道前列腺切除术是否能够导致男性结构性功能障碍，但一些报告似乎表明了这种可能性[19]。

2.2 男性骨盆底功能解剖学

从生物力学的角度来看，男性盆腔是身体一个未被充分研究的区域，它的解剖结构能够防止人体在腹压升高时，以及与日常体力活动相关的运动过程中出现大小便失禁。同时，它们还必须允许废物通过排尿和排便排出，并且需要将带有顺行射精的性活动整合到这个复杂的机制中。无论是在休息还是在腹压增加时，尿道关闭压力必须大于膀胱压力，以使尿液保留在膀胱内。当尿道压力超过膀胱压力时，尿道肌肉的静息张力相对于膀胱保持有利的压力。在咳嗽等活动中，当膀胱压力增加到尿道压力的数倍时，一个动态生物反馈过程可以增加尿道闭合压力，以增强尿道闭合并保持控尿，这被称为“压力传递”[20,21]。尿道中静息压力的大小和咳嗽时压力的增加都决定了尿液泄漏的压力[22]。

虽然分析尿道静息闭合压力和压力传递的程度提供了有用的理论见解，但它并不显示特定损伤如何影响个体结构对男性尿道被动或主动闭合方面的影响。

2.3 控尿机制

男性尿道的动态排尿和储存功能，与女性尿道一样，依赖于其多种结构。男性尿道的平均长度为 22.3 cm[23]，但控尿机制最重要的部分是尿道膜部和尿道前列腺部，它们的长度为 3～4 cm（与女性一样）；男性前尿道的其余部分，以及女性尿道的远端 1/3，可以被认为是一种被动管道，用于输送尿液并引导其流动。

一般来说，除了包括血管丛和黏膜接合在内的非肌肉成分外，还有 2 种综合的尿道括约肌机制来维持男性的控尿：尿道内括约肌和尿道外括约肌的作用。

2.4 尿道内括约肌

尿道内括约肌（IUS）已被简单地描述为位于尿道与膀胱的交界处，是逼尿肌的延续。

在男性中，IUS 的近端纤维位于膀胱基部和前列腺上边界之间[24]，形成与膀胱平滑肌纤维连续的马蹄形排列[25]。传统观念认为，IUS 肌肉通过收缩尿道内口来控制尿流，交感神经系统在维持其紧张性收缩方面发挥作用[26]，而副交感神经系统在排尿过程中放松内括约肌[25]。IUS 周围被横纹肌层包围[27,28]，称为尿道外括约肌。因此，IUS 的平滑肌和 IUS 周围的横纹肌相结合，共同起到控制尿液排出的作用。事实上，即使这一组成部分的完整性在男性尿控整个过程中的重要性没有受到质疑，但学界对尿道内括约肌的功能解剖结构还是进行了修订。

2.5 尿道外括约肌

尿道括约肌的主要成分是尿道外括约肌（EUS）。它是男性尿道的一个组成部分，位于尿道膜部的水平位置[29-31]，是男性尿道中最厚的肌肉结构。众所周知，横纹肌形态上具有性别差异，男性为 Ω 形，女性为半圆形[32-34]。在胎儿早期，由于发育中的前庭靠近括约肌，女性横纹括约肌不能向下后方延伸[35]。前方受限的女性横纹肌可能需要静态的依赖于韧带的侧面支持(即会阴筋膜),与男性的动态肌肉依赖性支持形成对比。

尿道横纹括约肌的结构,即所谓的横纹括约肌,仍然是争议的主题。关于它的结构主要有两种观点:要么它是泌尿生殖膈的一部分,要么它从膀胱基部一直延伸到泌尿生殖膈,是尿道的一个组成部分。不确定它是否具有躯体神经支配或混合神经支配(即自主神经和躯体神经)。

尿道括约肌有一个平滑肌成分和一个横纹肌成分,它们各自的肌纤维在尿道侧面交织在一起[36]。有组织形态学证据表明,外尿道括约肌由横纹肌(尿道横纹括约肌)和平滑肌(尿道平滑括约肌)组成。这些横纹肌在前面和侧面呈不完整的圆环状,与前列腺包膜的横纹肌组织平行[37]。尿道肌肉组织的形态学检查显示,从膀胱颈部到球部尿道近端有一个横纹肌结构,并与平滑肌结构密切相关。这些横纹肌纤维的解离,在尿道的侧面和后面形成了不完整的环状,为非髓鞘的神经纤维提供了通过的通道,神经纤维可经这个通道通过平滑肌层和黏膜下层[38-40]。它们通过的过程可以在二维图像上被观察到。

括约肌的横纹肌部分是前列腺切除术后唯一的控尿机制。在前列腺切除术中,平滑肌将被分开,膀胱肌肉-前列腺尿道的持续性将被中断。盆腔手术中保护膀胱前列腺和括约肌,是避免术后尿失禁的基本措施[41]。这意味着我们必须尽量减少前列腺手术时的创伤,特别是它的顶端;在结扎背静脉复合体和膀胱尿道吻合过程中,应特别注意括约肌的后部延续及其与骨盆筋膜的连接,以及括约肌前侧面的横纹肌[11]。年轻人和老年人在横纹肌括约肌结构上存在显著差异。年轻人的肌肉组织明显更厚,肌肉更发达。其他人也描述了年轻男性横纹肌的结缔组织和平滑肌组织更少,横纹肌成分更多。与这些研究人员一致的是,老年男性横纹肌的独特形态和组织组成可能是前列腺癌根治术后尿路控制恢复困难的部分原因。

2.6 尿道括约肌概念的演变

这些过于简单(但不准确)的解释,如逼尿肌的两个相对环或膀胱颈的底板机制,甚至传统上支持的近端和远端尿道机制的概念,经常被用来解释尿失禁机制。尽管这个概念更容易理解,但可能会产生误导。

Toldt[42]于1900年首次描述了膀胱颈处逼尿肌的两个相对环或弓,在收缩时将其拉闭合,Heiss[43]于1915年与Wesson[44]于1920年证实了这一点,但后来的研究人员对其提出了质疑[45]。

事实上,似乎没有解剖学证据表明有两种不同的尿道括约肌机制,即平滑肌的近端机制和平滑肌与骨骼肌混合的远端机制。相反,正如Koraitim[46]所报道的那样,尿道括约肌复合体有两个功能独立的组成部分,即平滑肌的内括约肌和骨骼肌的外括约肌,它们分别负责被动和主动控制。这两个组成部分形成一个连续的层,不间断地从会阴膜延伸到膀胱膜。

多个括约肌的存在并不是膀胱所特有的,并且符合人类结构中普遍存在的安全重复机制。值得注意的是,膀胱并不是从其肌肉组织形成自己的括约肌的,相反,它是完全由尿道形成的。此外,尽管对尿道括约肌复合体的解剖结构有不同的看法,但人们还是一致认为它是由平滑肌和骨骼肌成分组成的。因此,在这个解剖概念中,尿道括约肌由两个形态学相关但功能不相关的成分组成,即平滑肌的内括约肌和骨骼肌的外括约肌。

据Koraitim[46]报道,尿道括约肌复合体以圆柱体的形式,在尿道周围从膀胱尿道口延伸到尿道膜部的远端(图2-1)。平滑肌的内部成分主要位于膀胱口,在向尿道的延伸过程中变薄,而横纹肌的外部成分在尿道膜部周围最明显、最厚,并在膀胱口逐渐变得不那么明显。此外,尽管平滑括约肌(lissosphincter)在尿道周围形成了一个完整的圆形肌纤维环,但横纹肌括约肌(rhabdosphincter)却没有。从会阴膜到前列腺顶部,横纹肌纤维在尿道的后方汇聚在中央的纤维腱带,而在更近的位置,它们在前侧和侧面形成一个帽状结构,覆盖在前列腺上。此外,尽管在青春期后平滑肌括约肌几乎不显示明显的变化,但横纹肌括约肌却显示出其前列腺部分的萎缩,其中的纤维逐渐模糊地分散在前列腺的平滑肌和腺体之间。

被动控尿是排尿的无意识方面,因为不需要有意识的努力来实现控尿。有证据表明，被动控尿主要且仅仅是尿道平滑肌括约肌的一种功能。最大闭合力可以认为在膀胱口的水平面，那里的括约肌最厚，而在尿道膜部，那里的尿道最窄。平滑肌括约肌通过收缩其环状肌纤维在静止时保持控尿，从而闭合膀胱口并使后尿道呈同心收缩。整个括约肌的存在对于保持控尿是必不可少的。最小长度的括约肌对这一功能至关重要，低于这一长度，尿失禁是不可避免的。正如分别在后尿道成形术或前列腺切除术后的患者中所显示的那样，这一功能可以仅通过括约肌的近端或远端部分来完成[28,47,48]。

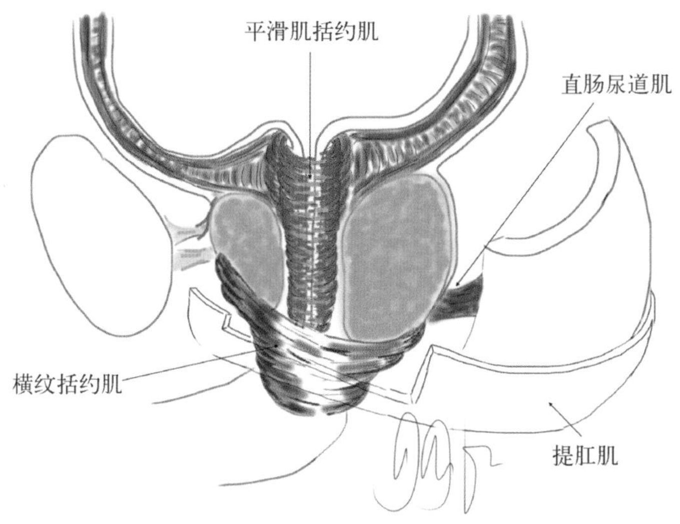

图 2－1　尿道括约肌复合体

男性尿道括约肌复合体的修正概念。
尿道横纹括约肌与前列腺腹侧重叠，呈马蹄形，由平滑肌部分和横纹肌部分组成。尿道内壁附近还有另一个平滑肌部分的存在(平滑肌括约肌)，紧靠尿道腔。

横纹肌在泌尿系统和生殖系统中的作用分别由尾部和头部肌肉纤维的排列决定。肌肉尾部与其中缝后正中的连接将导致尿道前壁向后壁收缩。压迫柔韧的前尿道壁的筋膜和直肠尿道肌，共同形成一个相对刚性的后板，产生一个横向扁平的尿道腔[49](图 2－1)。通过平滑肌括约肌同心收缩，由于创造了较大的黏合表面积，可以实现更高的尿道阻力。这是由尿道的强烈闭合引起的主动控尿的原理，例如在腹腔内压力增加或自愿中断排尿时发生的情况。

在这些事件中，尿道闭合发生在尿道膜部区域，尿道压力测量中最大尿道压力的增加证明了这一点。横纹肌似乎并不像 Gosling 等人[29]最初描述的那样，仅仅是一块慢收缩肌，而是一种由慢肌与快肌共同组成的混合横纹肌。在括约肌的尾部有较多的快收缩纤维[37,50]。这项相对较新的研究支持了这样一种观点，即尿道膜部周围的这一部分横纹肌括约肌，尤其与主动控尿期间尿道的快速有力闭合有关。尿道横纹肌的收缩是剧烈的，但只能短暂持续几秒钟[51]。前列腺横纹肌纤维的排列，无论是在儿童中作为一个明显的肌帽，还是在成人中作为模糊的分散纤维，都会阻碍它在尿控中发挥重要作用。横纹肌这一部分的收缩只会产生前列腺尿道的侧向压迫，这不足以产生失禁，但可能导致精液在膀胱口关闭的情况下向前推进。因此，前列腺横纹肌括约肌本质上可能具有性功能[52]。

除了尿道括约肌外，韧带、肌肉（提肛肌）、前列腺和泌尿生殖括约肌周围的筋膜似乎也在保持尿道括约肌复合体的适当位置和功能，或在男性尿失禁中发挥某种辅助作用。因此，必须充分调查清楚它们的实际作用。

2.7 提肛肌

与女性盆底肌（PFM）动力学相比，男性的提肛肌（LA）活动仍然是一种研究不足的功能，特别是从生物力学角度来看[53]。一些随机对照试验表明，PFM 力量训练对 SUI 女性比没有训练或涉及其他方式的治疗更有效[54-58]。然而，尽管力量训练是有效的，但 PFM 收缩的强度并不总是与个体的控尿功能水平相关[59-61]。然而，PFM 功能的其他特性，如收缩的时间和方向、耐力、PFMs 放松的能力、PFMs 的过度活动、盆腔器官支持以及与腹盆腔肌的协调，等等。鉴于盆底的多功能作用，PFM 的运动控制面临巨大的挑战，这些肌肉的效率不仅取决于盆底的解剖完整性，还取决于中枢神经系统（CNS）的反应，以满足功能的多层次需求。中枢神经系统必须解释传出与输入并产生协调的反应，以使肌肉的活动在适当的时间、适当的力量水平下发生。

LA有三个基本区域[52]。第一个区域是髂尾肌部分，它形成了一个相对平坦的水平架子，横跨从一个骨盆侧壁到另一个侧壁的潜在间隙。第二部分是耻骨斜肌，起源于两侧的耻骨，附着在骨盆腔器官和会阴体的壁上。在男性中，耻骨直肠肌本身由三个部分组成：耻骨盖(插入会阴体)、耻骨尿道(插入尿道和前列腺尖的不太明确的部分)和耻骨前肌(插入肛管的括约肌间沟)。LA的第三部分，即耻骨直肠肌，在直肠周围和后面形成一个吊索，正好位于肛门外括约肌的头部(图2-2)。覆盖在上下表面的结缔组织称为LA上下筋膜。当这些肌肉和它们相关的筋膜一起时，组合的结构便构成了骨盆横膈膜。

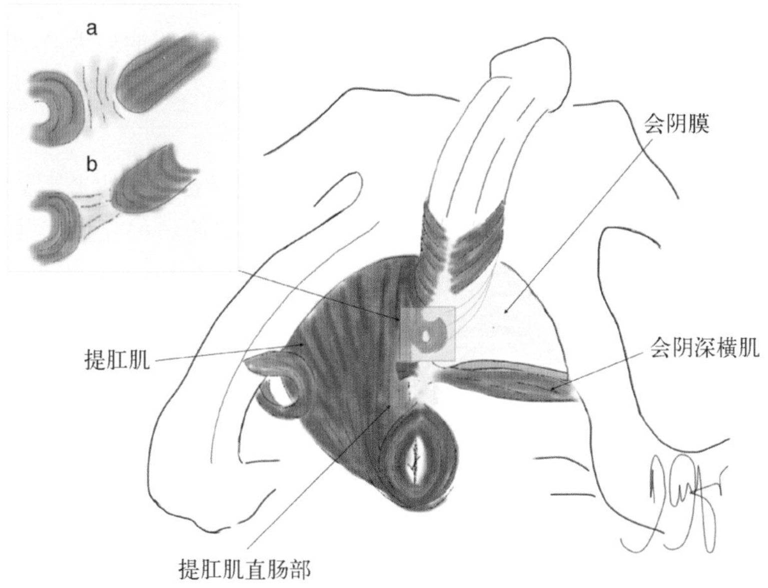

图2-2 男性会阴膜和提肛肌示意图

这幅图显示了高倍镜下，横纹括约肌和提肛肌之间的界面组织结构。图(a)所示的形态，类似于由胶原纤维形成的纤维组织连接时骨骼肌和骨骼之间的构型，最适合向上牵引。在图(b)中，提上肌和(或)横纹肌区域的筋膜不适合进行力的传导，而适合在这两块肌肉之间滑动。

在女性中，LA的正常基线活动通过将阴道、尿道和直肠向头部方向压迫耻骨、盆底和器官来保持泌尿生殖道裂孔的闭合[62]。LA的这种持续活动类似于脊柱姿势肌的活动，并使盆底内的任何开口都是闭合可控的。

我们不知道这是否也适用于男性，即使它可能相似。LA 的这种持续收缩类似于肛门外括约肌的持续活动，并且应该以类似肛门括约肌闭合肛门的方式来闭合尿道内腔。PFM 唯一已知的自主功能是大规模收缩，比如尿道和直肠周围的向内提拉和挤压[63]。然而，不同的肌肉有不同的肌纤维方向，如果每一块肌肉都可以单独收缩，那它们都会有不同的功能。

对于女性，可以假设最大的自主 LA 收缩会导致耻骨阴道肌和耻骨直肠肌进一步压迫尿道中段和直肠，使其向远端压迫耻骨，并向近端对抗腹部静息压力。球海绵体和髂尾腹侧肌的收缩只会略微增加由耻骨阴道肌和耻骨直肠肌产生的压力。这是因为前者产生的力很小，而后者位于背部太远，无法产生太大的效果。此外，髂中肌和髂背肌的最大收缩会抬高骨盆后部的中央区域，但可能对提肛肌的力量或压力贡献不大，因为它们不沿圆周运动。

骨盆前部肌肉和支持韧带之间的相互作用对骨盆器官的平衡至关重要。只要 LA 功能正常，支撑骨盆器官的韧带和筋膜结构就处于最小的张力下。

事实上，男性 LA 似乎不适合尿道和横纹肌括约肌的抬高：它对尿道的作用可能相对于对肛门直肠的作用被过分强调了。PFM 收缩倾向于作为一个整体[64]，因此尿道上的 LA 功能可能无法与肛门直肠上的功能相比。

此外，LA 肌与其他横纹肌最显著的区别在于肌肉的作用方向与肌纤维的作用方向之间的关系：在骨骼肌中，连接两者的肌肉纤维、肌腱和纤维组织几乎沿着直线“串联”排列，而 LA 肌纤维是平行的（图 2 - 2）。因此，术语“耻骨尿道肌”（LA 的最前部[65]）可能并不表示功能，而仅表示尿道附近的肌肉位置。此外，横纹肌纤维不是由胶原纤维捆绑的，而是由弹性纤维捆绑的。透明质酸似乎是弹性纤维之间的润滑剂[66]。

2.8 男性提肛肌与横纹肌括约肌的联系

Hinata 和 Murakami[67]清楚地表明，在男性中，LA 的双侧吊带夹住了横纹肌括约肌区域。这种关系强烈表明 LA 提供了机械支撑。事实上，人们认为 LA 快速切断尿流的功能是通过尿道的主动抬高来实现的，这与横纹肌括约肌慢收缩性质的旧概念相反[68,69]。因此，似乎可以合理地假设，存在能够通过横纹肌括约肌将力从 LA 传递到尿道壁的特定结构。据报道，一个厚厚的筋膜结构连接了横纹肌括约肌区域和 LA[70,71]。这种筋膜或界面结构包含丰富的弹性纤维和平滑肌，它们排列不规则。胶原纤维（I 型胶原纤维）缺乏弹性，而弹性纤维则吸收拉伸应力并恢复其长度。骨骼肌腱需要少量弹性纤维才能在肌肉收缩后恢复长度，它们主要由 I 型胶原纤维组成[72,73]。相反，在眼外肌[74]、沿舌表面的舌内肌[75]以及 LA 和肛门外括约肌中，具有异常弹性、富含纤维的筋膜覆盖或束状横纹肌纤维[76,77]。值得注意的是，所有这些肌肉都是插入到软组织中的，不是骨骼中。

在动脉壁中，平滑肌和弹性纤维通常共存，因为弹性纤维是维持平滑肌纤维三维结构所必需的[78]。横纹肌和软组织目标之间的这种弹性界面似乎可以最大限度地减少 LA 突然强烈收缩造成的任何损伤或撕裂。在这种情况下，连接 LA 和横纹肌括约肌之间的筋膜似乎起着以下作用：① 在上升力的情况下稳定结构；② 调节和分布来自 LA 的拉应力。这有点让人想起动脉壁中平滑肌细胞的本质，它们可以在不需要神经或激素控制的情况下对抗血压（即 Bayliss 效应；压力增加和随后的平滑肌拉伸会导致肌肉收缩和阻力增加[79-81]）。根据 Bayliss 效应，由平滑肌组成的结缔组织似乎是抵抗机械应力的理想屏障或保护器，因为即使没有神经支配，平滑肌纤维也能抵抗（而不是吸收）压力。这种功能似乎比弹性纤维的被动作用强得多。

“盆底整体理论”[62]将关键作用归因于肛门纵肌（联合纵肌膜），在女性骨盆内脏的静力学和动力学中，参与尿道和肛管的闭合和开放。根据 Petros[62]的说法，平滑肌的垂直运动过程中会产生向下的力，使膀胱颈闭合，并在排尿过程中使尿道张开。然而，Hinata 和 Murakami[67]不认为男性盆底结缔组织中的平滑肌在没有横纹肌功能配合的情况下，还能发挥强大、单向和长期的牵引作用，因为它们的排列是随机的，并且不存在任何神经网络，如肠肌间神经丛。

2.9 关于外括约肌和泌尿生殖横膈膜的争议

在男性体内，骨盆内筋膜聚集形成三条不同的韧带：

耻骨尿道和耻骨前列腺韧带——稳定尿道和前列腺；

尿道-前列腺-骨盆韧带——支撑前列腺、膀胱颈和尿道；

耻骨膀胱颈筋膜——支撑膀胱。

这些韧带附着在尿道侧壁和骨盆壁（弓形肌腱）上，在尿道膜部后面形成一个“吊床”。当腹腔内压力增加时（例如咳嗽、打喷嚏和运动时），尿道就像女性一样可能会被迫关闭并紧靠在后方的“吊床”上[14]。

肌肉筋膜和骨骼结构为男性尿道括约肌复合体提供了关键的支撑和固定。Burnett 和 Mostwin 证实了由耻骨下筋膜在腹侧提供的固定作用，正如 Steiner 所描述的那样，双侧耻骨尿道韧带由前、中、后三部分组成，构成耻骨下弓下尿道的中央悬吊机制[19,41]。

这些结构被视为是一个单元，从远端悬吊阴茎尿道和尿道海绵体，近端悬吊尿道膜部和尿道括约肌。尿道括约肌复杂结构的筋膜成分也出现在侧面和背面。一些描述支持背侧中线纤维缝作为尿道括约肌的锚点，背靠 Denonvilliers 筋膜。根据解剖结果，Burnett 和 Mostwin[19]报道称，这个缝是与广泛的肌筋膜板连续的，它作为尿道的背板，并延伸至侧面与耻骨下筋膜和提肛肌的内侧筋膜相连。这种筋膜成分的排列是一个复杂的支架，用于悬挂和稳定提肛肌。

Hirata 等人[77]报道了盆腔内筋膜（盆骨壁筋膜；LA 上部或内侧）纤维结构的性别差异：男性的内筋膜是多层的，含有丰富的平滑肌纤维，而女性的内筋膜则是坚固、厚的，含有大量的弹性纤维而不是平滑肌。结缔组织的这种差异可能是不同的激素作用的结果，因为雌激素被认为会增加弹性纤维的形成。不同的根治性前列腺切除术技术可能部分保留或不保留盆腔内筋膜，已经证明保留耻骨前列腺韧带可能在维持或迅速恢复尿控方面具有重要意义，即使这种观点仍存在争议。目前，男性盆腔内筋膜在尿失禁中的重要性尚未得到适当阐明，即使保存这种从耻骨开始，自膀胱延伸到尿道的紧凑筋膜的前部，对于根治性前列腺切除术后尿控的快速恢复非常重要[65]。

2.10 泌尿生殖系统膈膜与会阴膜的误解

最后，有必要讨论泌尿生殖膈膜的概念，它被认为由会阴深横肌（简称深横肌）组成。据说它会压迫尿道膜部并排出最后几滴尿液。后者在女性中不存在。

“泌尿生殖膈膜”是一个误解。它由会阴膜（PM）组成，这是一个复杂的三维结构，是一个解剖学术语，指附着在耻骨弓骨架上的厚的、纤维状的三角状膜（图 2-2）[68, 69]。

在核磁共振成像研究的基础上，Myers[82]提出了质疑泌尿生殖横膈膜存在的最严格的论点，他在根治性前列腺切除术中确立了对耻骨后静脉进行安全处理的方法，指出“没有一丝可能被称为 Henle 的迹象，即泌尿生殖膈”。尽管 Oelrich[32, 83]的出色方案包括外生殖器处的膜状结构，但他也持否定而非肯定的观点，因为他在膜状结构中没有发现横纹肌，只有平滑肌。

长期以来，会阴深横肌被认为是泌尿生殖膈膜的核心。Nakajima 等人[84]报道，男性的会阴深横肌附着于库伯腺上，并与横纹肌括约肌相连。同样，覆盖会阴深横肌的筋膜也可以被认为是会阴膜。实际上，由于男性横纹肌括约肌与横肌是相连的，沿着横纹肌区域底部的男性会阴膜很可能附着在肌肉上。

Kato 等人[85]清楚地表明，横纹肌之间的弹性纤维连接在一起形成了会阴膜。因此，横纹肌纤维的弹性纤维笼是两性的共同特征，尽管男性会阴膜是坚固的，富含胶原纤维，并沿着横纹肌区域的下边缘延伸。Mirilas 和 Skandalakis[86]简单地认为会阴膜是一种在双侧 LA 吊索之间延伸的结构，但它类似于 Shafik[87]对裂孔韧带的概念。

Nakajim 等人[84]认为，由于深横肌不是类似薄片的结构，而是与横纹肌连续的三维支柱，先前的研究者发现其在组织学制备中尤其难以识别。会阴膜也可以被视为深横肌的“筋膜”。在男性和女性体内，尿道穿过深腔时，被称为外尿道括约肌的骨骼肌环绕[71]。

在从直肠前侧和尿道外侧的坐骨直肠窝剥离泌尿生殖道裂孔的过程中，我们能够用手触摸到一个横膈膜状结构，该结构包含：① 横纹肌、其延伸部分和与LA的弹性界面组织；② 会阴膜；③ 直肠尿道肌；④ 会阴深横肌和(或)⑤ 球海绵肌和坐骨海绵肌的一部分。同样，对于运用临床成像测量厚度，Betschart等[88]在测量时将会阴膜视为整体，包括横纹肌、平滑肌和结缔组织的内膜。

2.11 直肠尿道肌

直肠尿道肌(在男性中为平滑肌)一直是泌尿解剖学的主要研究对象之一[89, 90]，但其与LA的解剖关系没有被很好地描述。一些使用前矢状切片的报告清楚地展示了直肠尿道肌占据了泌尿生殖裂孔[91]。与Walz等人[92]的描述不同，直肠尿道肌不太可能附着在Denonvilliers筋膜上，因为在不同个体之间，直肠尿道肌始终被夹在筋膜和括约肌之间[91, 93, 94]。

在男性体内，Rocco等人[95]认为横纹肌的“中位肌腱”作为收缩的支点。然而，它不是肌腱或胶原蛋白，而是由平滑肌和弹性纤维(不是胶原蛋白)组成。背缝的肌腱性质可能在带有典型背缝的大鼠等实验动物的形态学比较中被高估了[96]。事实上，最近对横纹肌生理学的一项重大综述是基于大鼠的解剖学[97]，解剖显示中间部分与直肠尿道肌连续，或者更确切地说，它是直肠尿道肌的一部分[91]。由于Bayliss效应，平滑肌可能抵抗横纹括约肌和尿道的牵引。一些泌尿科医生认为，LA通过正中背缝闭合男性尿道，有助于双重悬吊作用[65,98]，但LA没有延伸到矢状面中部。这一理论似乎类似于肛管周围横纹肌的三环系统[99]。

在男性的盆腔下侧，直肠尿道肌附着在会阴体上[94]，而女性的则位于上外侧的会阴膜，并不附着于会阴体。

2.11.1 浅部会阴肌

在会阴膜下，男性两侧有三块肌肉。尿道海绵体肌起源于会阴体和阴茎头部的纤维缝，插入到尿道海绵体的上部，有助于排尿或排精液。坐骨海绵体肌起源于坐骨支，插入到阴茎的髂支，通过压迫髂支中的静脉，维持勃起。会阴浅横肌起源于坐骨支，插入到会阴体。这三块表浅肌肉都由会阴神经支配。在女性中，尿道海绵体肌与对侧肌肉被阴道分隔开，起源于会阴体，绕过阴道，插入到阴蒂。坐骨海绵体肌插入到阴蒂髂支上。这些肌肉在性功能中扮演重要角色，但在控尿方面的作用可以忽略不计。

结论

在过去的 20 年里，关于男性压力性尿失禁(SUI)的病理生理学已经有了很多阐明。随着诊断方法的改进，对尿道控制机制的功能和功能障碍提供了新见解，理论已经从单纯的形态解剖学发展到形态与功能并重解剖学。随着我们对尿道控制机制病理生理学认识的不断扩展，新的干预机会将变成可能，为创新的预防和治疗方案奠定基础。

（任帅俊 译　何旭 审）

参考文献

[1] Bump RC, Coates KW, Cundiff GW et al. (1997) Diagnosing intrinsic sphincteric defi ciency: comparing urethral closure pressure, urethral axis, and valsalva leak point pressures. Am J Obstet Gynecol, 177: 303 - 310.

[2] Aldridge AH (1942) Transplantation of fascia for relief of urinary incontinence. Am J Obstet Gynecol, 3: 398 - 411.

[3] Kelly HA, Dumm WM (1914) Urinary incontinence in women, without manifest injury to the bladder. Surg Gynecol Obstet, 18: 444 - 453.

[4] Bonney V (1923) On diurnal incontinence of urine in women. J Obstet Gynaecol Br Emp, 30: 358 - 365.

[5] Kennedy WT (1937) Incontinence of urine in the female, the urethral sphincter mechanism, damage of function, and restoration of control. Am J Obstet Gynecol, 34: 576 - 589.

[6] Enhörning G (1961) Simultaneous recording of intravesical and intra-urethral pressure: a study on urethral closure in normal and stress

incontinent women. Acta Chir Scand suppl, 276: 1 - 68.

[7] Enhörning G, Miller ER, Hinman F Jr (1964) Urethral closure studied with cineroentgenography and simultaneous bladder-urethra pressure recording. Surg Gynecol Obstet, 118: 507 - 516.

[8] Smith AR, Hosker GL, Warrell DW (1989) The role of pudendal nerve damage in the aetiology of genuine stress incontinence in women. Br J Obstet Gynaecol, 96: 29 - 32.

[9] Lepor H, Gregerman M, Crosby R et al. (1985) Precise localization of the autonomic nerves from the pelvic plexus to the corpora cavernosa: a detailed anatomical study of the adult male pelvis. J Urol, 133(2): 207 - 212.

[10] Walsh PC (1998) Patient-reported impotence and incontinence after nerve-sparing radical prostatectomy. J Urol, 159(1): 308 - 309.

[11] Walsh PC (1998) Anatomic radical prostatectomy: evolution of the surgical technique. J Urol, 160(6 Pt 2): 2418 - 2424.

[12] Benoit G, Merlaud L, Meduri G et al. (1994) Anatomy of the prostatic nerves. Surg Radiol Anat, 16(1): 23 - 29.

[13] Ball TP Jr, Treichman JM, Sharkey FE et al. (1997) Terminal nerve distribution to the urethra and bladder neck: considerations in the management of stress urinary incontinence. J Urol, 158(3 Pt 1): 827 - 829.

[14] DeLancey JO (1994) Structural support of the urethra as it relates to stress urinary incontinence: the hammock hypothesis. Am J Obstet Gynecol 170(6): 1713 - 1720; discussion, 1720 - 1723.

[15] DeLancey JO (1996) Stress urinary incontinence: where are we now, where should we go? Am J Obstet Gynecol, 175(2): 311 - 319, Review.

[16] DeLancey JO (1997) The pathophysiology of stress urinary incontinence in women and its implications for surgical treatment. World J Urol, 15(5): 268 - 274, Review.

[17] Petros PE, Ulmsten UI (1990) An integral theory of female urinary incontinence. Experimental and clinical considerations. Acta Obstet Gynecol Scand Suppl, 153: 7 - 31.

[18] Petros PE, Ulmsten UI (1993) An integral theory and its method for the diagnosis and management of female urinary incontinence. Scand J

Urol Nephrol Suppl，153：1－93.
[19] Burnett AL，Mostwin JL（1998）In situ anatomical study of the male urethral sphincteric complex：relevance to continence preservation following major pelvic surgery. J Urol，160：1301.
[20] Cadiat M（1877）Etude sur le muscles du périnée，en particulier sur les muscles dites de Wilson et du Guthrie. J l'Anat Phys，Paris，29.
[21] Turner-Warwick R（1979）Observations on the function and dysfunction of the sphincter and detrusor mechanisms. Urol Clin North Am，6：13.
[22] Manley CB Jr（1966）The striated muscle of the prostate. J Urol，95：234.
[23] Guthrie J（1836）Ueber die Krankheiten der Harnrohre，der Prostata und des Blasenhalses. Deutsch von Dr Behrend，Leipzig.
[24] Versari RS（1897）Annales des maladies des organs genitor-urinaires par Guyon et Lanceraux. t 15，Paris，1089，u 1151.
[25] Brooks JD，Chao WM，Kerr J（1998）Male pelvic anatomy reconstructed from the visible human data set. J Urol，159：868.
[26] Elliot JS（1954）Postoperative urinary incontinence，a revised concept of the external sphincter. J Urol，71：49.
[27] Colapinto V，McCallum RW（1976）Urinary continence after repair of membranous urethral stricture in prostatectomized patients. J Urol，115：392.
[28] Gudziak MR，McGuire EJ，Gormley EA（1996）Urodynamic assessment of urethral sphincter function in post-prostatectomy incontinence. J Urol，156：1131.
[29] Gosling JA，Dixon JS，Critchley HO et al.（1981）A comparative study of the human external sphincter and periurethral levator ani muscles. Br J Urol，53：35.
[30] Delmas V，Benoit G，Gillot C，et al.（1984）Anatomical basis of the surgical approach to the membranous urethra. Anat Clin，6（2）：69－78.
[31] Benoit G，Delmas V，Gillot C，et al.（1984）Anatomical basis of total prostatocystectomy in man. Anat Clin，5(4)：213－219.
[32] Oelrich TM（1980）The urethral sphincter muscle in the male. Am J Anat，158：229.
[33] Strasser H，Bartsch G（2000）Anatomy and innervation of the

rhabdosphincter of the male urethra. Semin Urol Oncol，18(1)：2－8.

[34] Colleselli K，Stenzl A，Eder R et al. (1998) The female urethral sphincter：a morphological and topographical study. J Urol，160(1)：49－54.

[35] Masumoto H，Takenaka A，Rodriguez-Vazquez JF et al. (2012) Reappraisal of intergender differences in the urethral striated sphincter explains why a completely circular arrangement is diffi cult in females：a histological study using human fetuses. Anat Cell Biol，45(2)：79－85.

[36] Koyanagi T (1980) Studies on the sphincteric system located distally in the urethra：the external urethral sphincter revisited. J Urol，124(3)：400－406.

[37] Elbadawi A，Mathews R，Light JK，et al. (1997) Immunohistochemical and ultrastructural study of rhabdosphincter component of the prostatic capsule. J Urol，158：1819.

[38] Elbadawi A，Schenk EA (1974) A new theory of the innervation of bladder musculature. 4. Innervation of the vesicourethral junction and external urethral sphincter. J Urol，111(5)：613－615.

[39] Fletcher TF，Bradley WE (1978) Neuroanatomy of the bladder-urethra. J Urol，119(2)：153－160.

[40] Kumagai A，Koyanagi T，Takahashi Y (1987) The innervation of the external urethral sphincter; an ultrastructural study in male human subjects. Urol Res，15(1)：39－43.

[41] Steiner MS (2000) Continence-preserving anatomic radical retropubic prostatectomy：the "No-Touch" technique. Curr Urol Rep，1(1)：20－27.

[42] Toldt C (1900) Anatomischer Atlas，Bd. 2.1. Aufl. Urban & Schwarzenberg，Wien.

[43] Heiss R (1915) Über den Sphincter vesicae internus. Arch Anat Physiol，5－6：367.

[44] Wesson M (1920) Anatomical，embryological and physiological study of the trigone and bladder neck. J Urol，4：279.

[45] Tanagho EA，Smith DR (1966) The anatomy and function of the bladder neck. Br J Urol，38：55.

[46] Koraitim MM (2008) The male urethral sphincter complex revisited：an anatomical concept and its physiological correlate. J Urol，179(5)：

1683 - 1689.

[47] Koraitim M, Sabry A (1986) Mechanism of continence after transpubic urethroplasty. Urology, 27: 187.

[48] Koraitim MM, Atta MA, Fattah GA, et al. (2003) Mechanism of continence after repair of post-traumatic posterior urethral strictures. Urology, 61: 287.

[49] Lowe BA (1997) Preservation of the anterior urethral ligamentous attachments in maintaining post-prostatectomy urinary continence: a comparative study. J Urol, 158: 2137.

[50] Tokunaka S, Murakami U, Fujii H, et al. (1987) Coexistence of fast and slow myosin isozymes in human external urethral sphincter: a preliminary report. J Urol, 138: 659.

[51] Denny-Brown D, Robertson E (1933) On the physiology of micturition. Brain, 56: 149.

[52] Kalischer O (1900) Die Urogenitalmuskulatur des Dammes mit besonderer Berucksichtigung des Harnblasenverschlusses. Verlag von S Karger, Berlin.

[53] Ashton-Miller LA, DeLancey JO (2007) Functional anatomy of the female pelvic floor. Ann N Y Acad Sci, 1101: 266 - 296.

[54] Dumoulin C, Hay-Smith J (2010) Pelvic floor muscle training versus no treatment, or inactive control treatments, for urinary incontinence in women. Cochrane Database Syst Rev, (1): CD005654.

[55] Henalla SM, Kirwan P, Castleden CM et al (1988) The effect of pelvic floor exercises in the treatment of genuine urinary stress incontinence in women at two hospitals. Br J Obstet Gynaecol, 95(6): 602 - 606.

[56] Miller JM, Ashton-Miller JA, DeLancey JO (1998) A pelvic muscle precontraction can reduce cough-related urine loss in selected women with mild SUI. J Am Geriatr Soc, 46(7): 870 - 874.

[57] MØrkved S, Salvensen KO, BØ V et al. (2004) Pelvic floor muscle strength and thickness in continent and incontinent nulliparous pregnant women. Int Urogynecol J Pelvic Floor Dysfunct, 15(6): 384 - 389; discussion 390.

[58] Dumoulin C, Lemieux MC, Bourbonnais D et al. (2004) Physiotherapy for persistent postnatal stress urinary incontinence: a randomized controlled trial. Obstet Gynecol, 104(3): 504 - 510.

[59] Kessler R, Constantinou CE (1986) Internal urethrotomy in girls and its impact on the urethral intrinsic and extrinsic continence mechanisms. J Urol, 136(6): 1248 - 1253.
[60] Theofrastous JP, Wyman JF, Bump RC (2002) Effects of pelvic floor muscle training on strength and predictors of response in the treatment of urinary incontinence. Neurourol Urodyn, 21(5): 486 - 490.
[61] Morin M, Bourbonnais D, Gravel D (2004) Pelvic floor muscle function in continent and stress urinary incontinent women using dynamometric measurements. Neurourol Urodyn, 23(7): 668 - 674.
[62] Petros P (2004) The female pelvic floor: function, dysfunction and management according to the integral theory, with 3 tables. Springer, Berlin.
[63] Clegg EJ (1957) The musculature of the human prostatic urethra. J Anat, 91: 345.
[64] Constantinou CE (2009) Dynamics of female pelvic floor function using urodynamics, ultrasound and magnetic resonance imaging (MRI). Eur J Obstet Gynecol Reprod Biol, 144(S1): S159 - S165.
[65] Myers RP, Cahill DR, Kay PA et al. (2000) Puboperineales: muscular boundaries of the male urogenital hiatus in 3D from magnetic resonance imaging. J Urol, 164(4): 1412 - 1415.
[66] Hinata N, Murakami G, Abe S et al. (2013) Coexistence of elastic fi bers with hyaluronic acid in the human urethral sphincter complex, a histological study. J Urol, 190(4): 1313 - 1319.
[67] Hinata N, Murakami G (2014) The urethral rhabdosphincter, levator ani muscle, and perineal membrane: a review. Biomed Res Int 2014: 906921. doi: 10.1155/2014/906921, Epub, 2014 Apr 27.
[68] Schroder HD, Reske NE (1983) Fiber types in the striated urethral and anal sphincters. Acta Neuropathol, 60(3 - 4): 278 - 282.
[69] Ho KMT, Mcmurray G, Brading AF et al. (1998) Nitric oxide synthase in the heterogeneous population of intramural striated muscle fi bres of the human membranous urethral sphincter. J Urol, 159(3): 1091 - 1096.
[70] Murakami G, Nakajima F, Sato TJ et al. (2002) Individual variations in aging of the male urethral rhabdosphincter in Japanese. Clin Anat, 15 (4): 241 - 252.

[71] DeLancey JO, Starr RA (1990) Histology of the connection between the vagina and levator ani muscles. Implications for urinary tract function. J Reprod Med Obstet Gynecol, 35(8): 765 - 771.

[72] Kannus P (2000) Structure of the tendon connective tissue. Scand J Med Sci Sports, 10(6): 312 - 320.

[73] Ritty TM, Ditsios K, Starcher BC (2002) Distribution of the elastic fi ber and associated proteins in flexor tendon reflects function. Anat Rec, 268(4): 430 - 440.

[74] Kono R, Poukens V, Demer JL (2002) Quantitative analysis of the structure of the human extraocular muscle pulley system. Invest Ophthalmol Vis Sci, 43(9): 2923 - 2932.

[75] Miller JL, Watkin KL, Chen MF (2002) Muscle, adipose, and connective tissue variations in intrinsic musculature of the adult human tongue. J Speech Lang Hear Res, 45(1): 51 - 65.

[76] Arakawa T, Murakami G, Nakajima F et al. (2004) Morphologies of the interfaces between the levator ani muscle and pelvic viscera, with special reference to muscle insertion into the anorectum in elderly Japanese. Anat Sci Int, 79(2): 72 - 81.

[77] Hirata E, Fujiwara H, Hayashietal S (2011) Intergenderdifferences in histological architecture of the fascia pelvis parietalis: a cadaveric study. Clin Anat, 24(4): 469 - 477.

[78] Dingemans KP, Teeling P, Lagendijk JH et al. (2000) Extracellular matrix of the human aortic media: an ultrastructural histochemical and immunohistochemical study of the adult aortic media. Anat Rec, 258 (1): 1 - 14.

[79] Nelson MT (1998) Bayliss, myogenic tone and volume-regulated chloride channels in arterial smooth muscle. J Physiol, 507(3): 629.

[80] Ji G, Barsotti RJ, Feldman ME et al (2002) Stretch-induced calcium release in smooth muscle. J Gen Physiol, 119(6): 533 - 543.

[81] Bayliss WM (1902) On the local reactions of the arterial wall to changes of internal pressure. J Physiol, 28(3): 220 - 231.

[82] Myers RP (2001) Practical surgical anatomy for radical prostatectomy. Urol Clin North Am, 28(3): 473 - 490.

[83] Oelrich TM (1983) The striated urogenital sphincter muscle in the female. Anat Rec, 205(2): 223 - 232.

[84] Nakajima F, Takenaka A, Uchiyama E et al. (2007) Macroscopic and histotopographic study of the deep transverse perineal muscle (musculus transversus perinei profundus) in elderly Japanese. Ann Anat, 189(1): 65 - 74.

[85] Kato M, Matsubara A, Murakami G et al. (2008) Female perineal membrane: a study using pelvic floor semiserial sections from elderly nulliparous and multiparous women. Int Urogyn J Pelvic Floor Dysfunct, 19(12): 1663 - 1670.

[86] Mirilas P, Skandalakis JE (2004) Urogenital diaphragm: an erroneous concept casting its shadow over the sphincter urethrae and deep perineal space. J Am Coll Surg, 198(2): 279 - 290.

[87] Shafi k A (1999) Levator ani muscle: new physioanatomical aspects and role in the micturition mechanism. World J Urol, 17(5): 266 - 273.

[88] Betschart C, Scheiner D, Maake C et al. (2008) Histomorphological analysis of the urogenital diaphragm in elderly women: a cadaver study. Int Urogyn J Pelvic Floor Dysfunct, 19(11): 1477 - 1481.

[89] Brooks JS, Eggener SE, Chao WM (2002) Anatomy of the rectourethralis muscle. Eur Urol, 41(1): 94 - 100.

[90] Porzionato A, Macchii V, Gardi M et al. (2005) Histotopographic study of the rectourethralis muscle. Clin Anat, 18(7): 510 - 517.

[91] Uchimoto K, Murakami G, Kinugasa Y et al. (2007) Rectourethralis muscle and pitfalls of anterior perineal dissection in abdominoperineal resection and intersphincteric resection for rectal cancer. Anat Sci Int, 82(1): 8 - 15.

[92] Walz J, Burnett AL, Costello AJ et al. (2010) Critical analysis of the current knowledge of surgical anatomy related to optimization of cancer control and preservation of continence and erection in candidates for radical prostatectomy. Eur Urol, 57(2): 179 - 192.

[93] Matsubara A, Murakami G, Arakawa T et al. (2003) Topographic anatomy of the male perineal structures with special reference to perineal approaches for radical prostatectomy. Int J Urol, 10(3): 141 - 148.

[94] Soga H, Takenaka A, Murakami G, et al. (2008) Topographical relationship between urethral rhabdosphincter and rectourethralis muscle: a better understanding of the apical dissection and the posterior stitches in radical prostatectomy. Int J Urol, 15(8): 729 - 732.

[95] Rocco F, Carmignani L, Acquati P et al. (2007) Early continence recovery after open radical prostatectomy with restoration of the posterior aspect of the rhabdosphincter. Eur Urol, 52(2): 376 - 383.
[96] Lehtoranta M, Streng T, Yatkin E et al. (2006) Division of the male rat rhabdosphincter into structurally and functionally differentiated parts. Anat Rec A Discov Mol Cell Evol Biol, 288(5): 536 - 542.
[97] Thor KB, De Groat WC (2010) Neural control of the female urethral and anal rhabdosphincters and pelvic floor muscles. Am J Physiol Regul Integr Comp Physiol, 299(2): R416 - R438.
[98] Strasser H, Klima G, Poisel S et al. (1996) Anatomy and innervation of the rhabdosphincter of the male urethra. Prostate, 28(1): 24 - 31.
[99] Shafi k A (1975) A new concept of the anatomy of the anal sphincter mechanism and the physiology of defecation. II. Anatomy of the levator ani muscle with special reference to puborectalis. Invest Urol, 13(3): 175 - 182.

3. 尿失禁：定义和分类

乔凡尼·博多　安里科·阿米拉蒂

3.1 引言

尿失禁(UI)是一种“储存症状”。国际尿控协会(ICS)在第五次大会上推荐了男性和女性尿失禁定义“抱怨任何非自愿溢漏的尿液”[1]。这一认识适用于男性尿失禁的流行病学研究，但在临床实践中必须强调：尿液流失应该是客观可证明的，它应该发生在社会无法接受的时间和地点(社会或卫生问题)，并且应该从原位解剖完整的泌尿系统中排出(例如尿液从尿路空肠皮肤造口排出并不被视为一种尿失禁形式)。

尿失禁根据发生尿漏的具体情况进行进一步分类，尤其是压力性尿失禁(SUI)，被认为是由于用力或体力消耗(如体育活动)、打喷嚏或咳嗽而导致的非自愿尿液漏出。如果患者描述在用力或体力消耗时，或在与紧迫感相关的打喷嚏或咳嗽时，出现了不自主的尿液漏出，最好将其称为混合性尿失禁，并伴有普遍的压力性尿失禁成分。

医学文献中的数据显示，男性尿失禁的患病率为总人口的 1%～39%，数据的广泛可变性可以通过所研究人群的异质性、尿失禁的不同定义和数据收集的不同方法来解释[2]。急迫性尿失禁是男性尿失禁人群的常见主诉，主要患病率为 40%～80%，其次是混合性尿失禁，患病率在 10%～30%，压力性尿失禁<10%[3]。在涉及老年人的研究中，急迫性和混合性尿失禁的比例更为重要。事实上，随着年龄的增长，男性尿失禁的增加主要是由于急迫性尿失禁而不是压力性尿失禁。一项研究表明，急迫性尿失禁的发生率从 50～59 岁的 0.7%增加到 60～69 岁的 2.7%，70 岁及以上人群的发生率为 3.4%，上述各组的压力性尿失禁分别稳定在

0.5%、0.5%和0.1%[4]。另一方面，Maral及其同事报道，压力性尿失禁的患病率会随着年龄的增长而增加：从35～44岁的0.9%增加到45～54岁的1.2%，55～64岁为3.8%，65岁及以上受访者为4.9%[5]。一些研究的多变量分析表明，年龄是尿失禁的一个重要危险因素。此外，与女性相比，随着年龄的增长，男性尿失禁的患病率似乎呈现更稳定的增长[6-10]。

3.2 病原学分类

尿道括约肌的解剖和功能完整性对于维持控尿至关重要，任何直接损伤尿道括约肌或降低其维持足够抵抗力的原因都可能导致压力性尿失禁[11]。

因此，我们可以将压力性尿失禁的病因分为三大类：

(1) 神经性压力性尿失禁(神经源性膀胱)；

(2) 与前列腺癌(PC)和前列腺增生治疗相关的压力性尿失禁；

(3) 创伤后压力性尿失禁。

3.2.1 神经性压力性尿失禁(神经源性膀胱)

“神经源性膀胱”是一个通用术语，因为它可以应用于广泛的临床环境。可引发压力性尿失禁的神经源性疾病包括骶椎脊髓病变(脊髓闭合障碍、骶椎发育不全、肛门直肠畸形、圆锥损伤)和骶下病变(骶管闭合障碍、常见的自主神经失调、马尾神经损伤、盆腔神经损伤)(图3-1)。

脊髓损伤(SCI)可能是车祸、运动损伤、脊髓血管事件、暴力、感染、椎间盘突出或脊柱手术的严重后果。在2000—2003年发表的一项流行病学研究中，男女比例约为4∶1，受伤时的平均年龄为37±17.5岁[12]。脊髓损伤是根据美国脊髓损伤协会(ASIA)损伤量表[13]的运动和感觉神经的功能水平进行分类的。脊髓损伤后膀胱和骨盆功能障碍可分为两个不同的阶段：急性期和慢性期。急性期，也称为“脊髓休克”，涵盖损伤后的最初几周或几个月，通常表现为节段性脊髓损伤，肌肉张力和脊髓反射丧失，逼尿肌和括约肌在大多数情况下是松弛的。然而，令人惊讶的是，在这个阶段，SUI 通常还没有出现。SUI 是由于括约肌无力引起的是骶骨(圆锥损伤)和骶下(马尾神经损伤和骨盆神经损伤)病变的典型慢性期，有时也与神经源性逼尿肌过度活动有关。

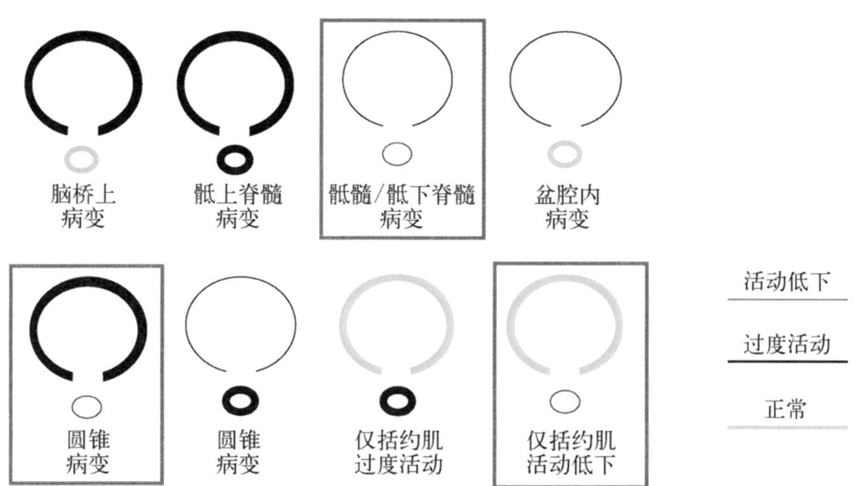

图 3-1　神经源性逼尿肌-括约肌功能障碍的模式

改编自欧洲泌尿外科协会(EAU)-Madersbacher 分类系统[14,15]。红色方块-可能导致 SUI 的证据条件。

3.2.2　与前列腺癌(PC)和前列腺增生治疗相关的压力性尿失禁

压力性尿失禁另一个众所周知的原因，也许是男性 SUI 最常见的原因，即根治性前列腺切除术。在挪威一项对老年男性尿失禁的调查中，28%尿失禁的男性接受了前列腺切除术[16]。

前列腺切除术后尿失禁(PPI)和勃起功能障碍是前列腺癌术后常见的问题。开放性根治性前列腺切除术(RP)是临床局限性前列腺癌症(cT1 - cT2)患者的常见治疗方法，预期寿命超过 10 年，腹腔镜根治性前列腺切除术(LRP)和机器人辅助根治性切除术(RARP)成为最新技术。评估来自转诊中心的主要手术系列，RP 和 LRP 之间的功能结果重叠，RP 后 12 个月的控尿率从 60%～93%不等，LRP 后从 66%～95%不等[17]。已发表研究中的数据可变性取决于许多因素，如不同的患者选择、研究设计、尿失禁定义和手术技术。Ficarra 等人最近对文献进行的系统综述发现，在使用“无衬垫”定义的病例中，RARP 后 12 个月的 PPI 发生率为 4%～31%(平均值 16%)，在使用安全衬垫的患者中，也包括成功的患者，发生率为 8%～11%(平均值 9%)。年龄、体重指数、合并症指数、下尿路症状(LUTS)和前列腺体积是 RARP 后尿失禁的最相关术前预测因素。累积分析显示，与 RP 相比，RARP 后 12 个月的尿失禁恢复得更好[18]。Thompson 在外科医生专业知识中使用 RARP 技术确定了尿失禁的另一个预测因素。在 182 次 RARP 后，RARP 的早期尿失禁评分超过开放性 RP，稳定在 700～800 次 RARP[19]左右达到稳定。

前列腺癌的另一种治疗选择——放射治疗，也可能是压力性尿失禁的原因。最近的一项研究比较了 1,665 例诊断为局部 PC 的男性在根治性前列腺切除术或外束放疗后的长期尿功能。前列腺切除术组的男性比放疗组更容易在 2 年和 5 年报告尿漏。然而，尽管两个研究组在 15 年时尿失禁的患病率存在绝对差异(分别为 18.3%和 9.4%)，但他们在调整后的尿失禁概率方面没有观察到显著差异(比值比，2.34；95%可信区间，0.88～6.23)[20]。

前列腺增生手术治疗 BPH 是一种罕见的压力性尿失禁的原因。由经验丰富的医务人员进行耻骨后和经膀胱前列腺切除术，其总发病率较低。压力性尿失禁和完全性尿失禁是罕见的，通常有自限性，但可能会出现并发症[21,22]。精确摘除前列腺腺瘤后，外括约肌机制受损的风险很小。内镜治疗被认为是一种安全的手术，与保护尿道括约肌机制有关。在一个由外科医生完成的 3,589 例 TURP 手术的大队列中，没有医源性压力性尿失禁的病例[23]。激光技术的发展和应用正在成为传统 TURP 的可行选择。只有少数研究分析了基于激光的前列腺增生手术治疗 BPH 的长期结果；然而，目前还没有压力性尿失禁病例的证据[24]。如果正确应用经尿道前列腺切开术(TUIP)的标准技术，手术人员将切口端部靠近精阜，则不应被视为压力性尿失禁的原因。AHCPR“良性前列腺增生”临床实践指南[25]对良性疾病前列腺切除术后尿失禁的发生率进行了回顾和描述。据报道，压力性尿失禁和完全性尿失禁的发生比例分别为：开放手术(耻骨后或经膀胱前列腺切除术)为 1.9%和 0.5%，经尿道前列腺切开术(TUIP)为 1.8%和 0.1%，经尿道前列腺电切术(TURP)为

2.2%和1.0%[1]。

3.2.3 创伤后应激性尿失禁

尿路损伤是骨盆骨折最典型的并发症，伴有骨盆环完整性受损。骨骼和结缔组织系统、神经和血管结构以及盆腔器官之间的密切解剖关系是泌尿生殖系统结构和功能损伤的诱发因素。数据显示，近25%的骨盆环创伤患者有各种类型的泌尿道损伤。男性患者比女性更容易发生泌尿生殖道损伤，男：女为66%：34%[26]。与永久性后遗症相关的泌尿生殖道损伤数量的增加是由于越来越多的骨盆环骨折，以及减少骨盆环严重创伤患者的死亡率造成的。泌尿生殖系统损伤的程度与盆腔脱位的程度有关。由于男性的解剖结构，男性尿道损伤是最常见的泌尿生殖道损伤，最常发生在不稳定的C型骨折中。当盆骨环由于剪切力在尿道附着点处骨折位移时，尿道损伤的发生率最高[27]。后尿道损伤后的尿失禁发生在20%的患者中，被认为是由于损伤的程度而不是处理方法造成的。关于手术治疗的资料大多是回顾性病例系列，最常见的治疗方法是人工尿道括约肌。Iselin和Webster报道了6名患者在尿道狭窄尿道成形术后，经尿道造影发现膀胱颈开放性失禁，通过切除瘢痕并缩小口径重建膀胱颈[28]。

3.3 严重程度分类

另一种不同的压力性尿失禁分类方法是评估其严重程度。尿失禁是一种客观的表现，但它与一个重要的主观成分有关。害怕在公共场合溢出哪怕只是几滴尿，也可能会影响一个人的生活，所以低级别失禁并不总是一个小问题。另一方面，一些患者感到他们的尿失禁是一个衰老的生理后果，即使存在重度尿失禁，也应接受它，并设法有一个正常的生活。然而，尿失禁的分类和分级是临床评估、治疗决策和患者随访的一个重要和关键因素。有几种方法可以指示失禁的级别和严重程度：每天使用的护垫数量、护垫测试的使用、经过验证的问卷调查以及Valsalva泄漏点压力(VLPP)的尿动力学评估。

仅仅通过评估每天使用的护垫数量来确定尿失禁的程度是不可靠的。每个患者都可能使用不同品牌的护垫，这些护垫具有不同的吸收能力和不同的尺寸，并且可能在不同的渗漏量后更换（例如，一些患者即使在护垫中滴几滴尿液也可能感到不适，因此每天要更换多次几乎干燥的护垫）。它可以用于评估同一患者失禁的临床改善或恶化，但我们应该确保患者始终使用相同类型的护垫，并始终在相同的渗漏水平下更换护垫。因此，最好采用一种更客观的评价方法：1 小时或 24 小时的衬垫试验。对于 1 小时测试的应用，要求患者在评估开始前 1 小时排尿，并将第 2 次排尿推迟到评估结束。在测试过程中，患者会被要求做一些特定的活动：① 坐着 15 分钟，喝 500 毫升水；② 在跑步机上以自行确定的舒适速度行走 30 分钟；③ 站起来、坐下来 10 次；④ 站着咳嗽十次；⑤ 原地跑步 1 分钟；⑥ 弯腰从地板上捡起一枚硬币五次；⑦ 在自来水下洗手 1 分钟[29]。在每次活动中，患者都会佩戴一个预称重垫。检查值由患者佩戴的每个护垫的增加重量总和组成。参考值如下：＜1 g，控尿；1. 1～9. 9 g，轻度失禁；10. 0～49. 9 g，中度失禁；＞50. 0 g，重度失禁[30]。相反，24 小时护垫测试包括在 24 小时的时间间隔内佩戴预称护垫，从小便后的早上到第二天早上。与前一个病例一样，检查的值包括患者佩戴的每个衬垫的重量增加的总和。参考值如下：＜4 g，控尿；4. 1～19. 9 g，轻度失禁；20. 0～74. 9 g，中度失禁；＞75. 0 g，严重失禁[31]。正如刚刚报告的那样，唯一可用的标准化数据是指女性统计数，缺乏对男性衬垫测试标准化值的研究。例如，根据我们的经验，24 小时衬垫试验＜200 g 的为男性轻度 SUI，值为 200～400 g 的为男性中度 SUI，以及值＞400 g 的为男性重度 SUI。

如前所述，患者对失禁的主观感知在疾病影响生命质量并成为需要治疗的问题方面发挥着至关重要的作用。在办公室评估期间，许多患者抱怨漏尿，他们对尿液漏出的恐惧主要与漏尿有关的状况和活动，以及许多其他相关的临床因素有关。尿失禁的主观成分可以通过有效的问卷来测量。它们由特定和有针对性的问题组成，用于评估失禁的特定方面：紧迫感和压力性失禁的不同负担、日常生活中的局限性以及改变生活质量的意义。它们很容易被患者理解，因为它们已经被翻译成多种语言并经过验证，而且是可重复且无成本的。即使目前有许多问卷可用，ICI 委员会仍开发了一个完整的模块化问卷（ICIQ），为评估患者报告的尿失禁和 LUTS 领域结果的建议措施提供明确的国际审查和咨询意见。ICIQ 模块化问卷的开发是为了满足在临床实践和临床研究中选择问卷的普遍适用标准指南的需求。目前有 14 个 ICIQ 模块/调查问卷可供使用，其他模块正在开发中。临床医生或研究人员可以选择模块来满足其研究或临床实践的特定要求[1]。

确定压力性尿失禁严重程度的另一种方法是尿动力学评估泄漏点压力（LPP）。观察到尿从尿道口不自主排出的逼尿肌压或膀胱内压或腹压（pdet 或 pves 或 pabd）是 LPP。引起渗漏的膀胱压力的升高可能是由于逼尿肌（例如，由低顺应性膀胱引起的）或腹部压力的增加。因此，有两种不同的泄漏点压力，即逼尿肌 LPP（DLPP）和腹部 LPP（ALPP）。后者期间的腹部压力增加是由咳嗽泄漏点压力（CLPP）或 Valsalva 动作自动产生的（VLPP）。基于对 29 名前列腺根治术后尿失禁男性的研究，得出的结论是，ALPP 是尿失禁严重程度的相对较差的预测指标，因此，在术后尿动力学评估中的临床价值有限。ALPP 也可以仅通过记录腹压（不同时放置导尿管）来测量，它似乎更符合尿失禁的临床严重程度。对这些患者的尿动力学评估应侧重于是否存在压力性尿失禁，以及是否存在相关的膀胱功能障碍[32]。

或者，可以通过视频尿动力学技术来证明尿道括约肌功能受损的严重程度，该技术用于评估男性的 VLPP（视频 Valsalva 泄漏点压力/VLPP）[33]。尿道的长度和尿液在球尿道中的截留可能导致漏尿时膀胱压力的同步测量较少。根据我们的观点和临床实践，在荧光镜检查中，评估尿液通过近端尿道时的膀胱压力可能更好(图 3－2)。

此外，LPP 还可以以逆行方式（RLPP）进行测量，主要有两种技术：① 通过逆行输注远端尿道，同时记录尿道内压力；② 通过套在尿道舟状窝的 Foley 导管，连接到水输注系统，通常是盐水袋，滴入导管；当液体停止下降时，袋子中的水位高度（以厘米为单位）等于尿道开口压力（以 cmH_2O 为单位）。Craig 等人证明了 RLPP 测量是可重复且易于执行的，并且 RLPP 与 SUI 男性多次 ALPP 测量中最低的一次显著相关[34]。

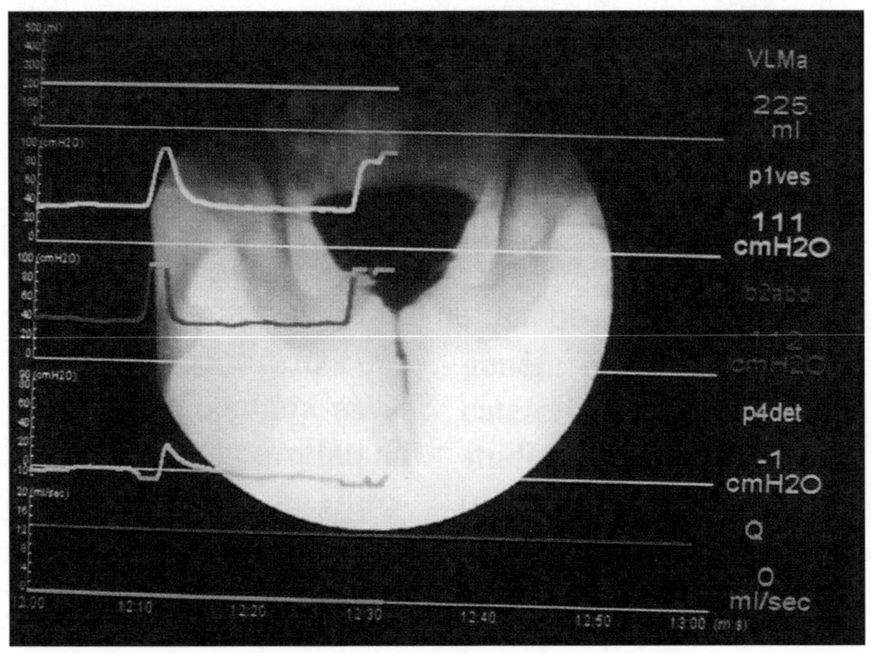

图 3 - 2　荧光镜下后尿道漏尿时的腹部压力值

荧光镜下后尿道漏尿时的腹部压力值表示视频 Valsalva 漏尿点压力。注意，流量计没有记录任何尿液流量。

我们需要进一步研究 RLPP 测量是否可以明确取代 V - VLPP，特别是在保持低费用方面；另一方面，视频尿动力学测试可以评估尿道的解剖完整性，从而减少进一步尿道造影扫描或尿道镜检查的需要。

（任帅俊 译　何旭 审）

参考文献

[1] Incontinence (2013) 5th international consultation on incontinence, 5th edn. Paris February, 2012.

[2] Thom D (1998) Variations in estimated of urinary incontinence prevalence in the community: effects of differences in defi nitions, population characteristics, and study type. J Am Geriatr Soc, 46: 473.

[3] Herzog AR, Fultz NH (1990) Epidemiology of urinary incontinence:

prevalence, incidence and correlates in community populations. Urology Suppl, 36: 2.

[4] Ueda T, Tamaki M, Kageyama S, et al. (2000) Urinary incontinence among community dwelling people aged 40 years or older in Japan: prevalence, risk factors, knowledge and self-perception. Int J Urol, 7: 95.

[5] Maral I, Ozkardes H, Peskircioglu L, et al. (2001) Prevalence of stress urinary incontinence in both sexes at or after age 15 years: a cross-sectional study. J Urol, 165: 408.

[6] Boyle P, Boyle P, Robertson C, et al. (2003) The prevalence of male urinary incontinence in four centres: the UREPIK study. BJU Int, 92: 943.

[7] Diokno AC, Estanol MVC, Ibrahim IA, et al. (2007) Prevalence of urinary incontiennce in community dwelling men: a cross sectional nationwide epidemiology survey. Int Urol Nephrol, 39: 129 - 136.

[8] Landi F, Cesari M, Russo A, et al. (2003) Potentially reversible risk factors and urinary incontinence in frail older people living in community. Age Ageing, 32: 194 - 199.

[9] Muscatello DJ, Rissel C, Szonyi G (2001) Urinary symptoms and incontinence in an urban community prevalence and associated factors in older men and women. Int Med J, 31: 151 - 160.

[10] Nelson RL, Furner SE (2005) Risk factors for the development of fecal and urinary incontinence in Wisconsin nursing home residents. Maturitas, 52: 26 - 31.

[11] Roberto Carone, La teoria "uretro-centrica", alcune riflessioni su un possibile cambiamento di paradigma. http://www.siud.it/altreimg/La_Teoria_Uretro-Centrica.pdf.

[12] Jackson AB, Dijkers M, Devivo MJ, et al. (2004) A demographic profi le of new traumatic spinal cord injuries: change and stability over, 30 years. Arch Phys Med Rehabil, 85: 1740 - 1748.

[13] Ditunno JF Jr, Young W, Donovan WH, et al. (1994) The international standards booklet for neurological and functional classifi cation of spinal cord injury. Am Spinal Injury Assoc Paraplegia, 32: 70 - 80.

[14] Madersbacher H (1990) The various types of neurogenic bladder

dysfunction: an update of current therapeutic concepts. Paraplegia, 28: 217 - 229.

[15] Stoehrer M, Blok B, Castro-Diaz D, Chartier-Kastler E, Del Popolo G, Kramerf G, Pannek J, Radziszewski P, Wyndaele J-J (2009) EAU guidelines on neurogenic lower urinary tract dysfunction. Eur Urol, 56: 81 - 88.

[16] Hunskaar S (1992) One hundred and fi fty men with urinary incontinence. I. Demography and medical history. Scand J Prim Health Care, 10(1): 21 - 25.

[17] Ficarra V et al. (2009) Retropubic, laparoscopic, and robot-assisted radical prostatectomy: a systematic review and cumulative analysis of comparative studies. Eur Urol, 55: 1037 - 1063.

[18] Ficarra V, Novara G, Rosen RC et al. (2012) Systematic review and meta-analysis of studies reporting urinary continence recovery after robot-assisted radical prostatectomy. Eur Urol, 62(3): 405 - 417.

[19] Thompson JE et al. (2014) Superior quality of life and improved surgical margins Are achievable with robotic radical prostatectomy after a long learning curve: a prospective singlesurgeon study of 1552 consecutive cases. Eur Urol, 65: 521 - 551.

[20] Resnick MJ et al. (2013) Long-term functional outcomes after treatment for localized prostate cancer. N Engl J Med, 368(5): 436 - 445.

[21] Filiadis I, Adamopoulos V, Konstandinidis E (2007) Modifi cation of retropubic adenomectomy: improved hemostasis and outcome. Int Urol Nephrol, 39: 169 - 172.

[22] Desai MM et al. (2009) Single-port transvesical enucleation of the prostate: a clinical report of 34 cases. BJU Int, 105: 1296 - 1300.

[23] Tascı AI, Ilbey YO, Tugcu V, et al. (2011) Transurethral resection of the prostate with monopolar resectoscope: single-surgeon experience and long-term results of after 3589 procedures. Urology, 78(5): 1151 - 1155.

[24] Pereira-Correia JA et al. (2012) GreenLight HPS™ 120-W laser vaporization vs transurethral resection of the prostate (<60 mL): a 2-year randomized double-blind prospective urodynamic investigation. BJU Int, 110: 1184 - 1189.

[25] McConnell JD, Barry MJ, Bruskewitz RC et al. (1994) Benign prostatic hyperplasia: diagnosis and treatment. Clinical practice guidelines, No. 8. Rockville, MD: Agency for Health Care Policy and Research, Public health service, US department of Health and Human Services. Report No. : AHPCR Publication No, 94 - 0582.

[26] Ter-Grigorian AA et al. (2013) Urogenital disorders after pelvic ring injuries. Cent European J Urol, 66: 352 - 356.

[27] Pavelka T et al. (2010) Urogenital trauma associated with pelvic ring fractures. Acta Chir Orthop Traumatol Cech, 77(1): 18 - 23.

[28] Herschorn S et al. (2010) Surgical treatment of stress incontinence in Mes. Neurourol Urodyn, 29: 179 - 190.

[29] Abrams P, Blaivas JG, Stanton SL, et al. (1988) The standardisation of terminology of lower urinary tract function. The International Continence Society Committee on Standardisation of Terminology. Scand J Urol Nephrol, 114: S5±19.

[30] Smither AR, Guralnick ML, Davis NB, et al. (2007) Quantifying the natural history of postradical prostatectomy incontinence using objective pad test data. BMC Urol, 7: 2.

[31] O'Sullivan R, Karantanis E, Stevermuer TL, et al. (2004) Defi nition of mild, moderate and severe incontinence on the 24-hour pad test. BJOG, 111: 859 - 862.

[32] Twiss C, Fleischmann N, Nitti VW (2005) Correlation of abdominal leak point pressure with objective incontinence severity in men with post-radical prostatectomy stress incontinence. Neurourol Urodyn, 24: 207 - 210.

[33] Carone R, Vercelli D. Urodinamica clinica, vol. 1 Tecniche, Cap. 12 Videourodinamica, Società italiana di Urodinamica.

[34] Comiter CV, Sullivan MP, Yalla SV (1997) Retrograde leak point pressure for evaluating postradical prostatectomy incontinence. Urology, 49(2): 231 - 236.

4. 手术干预后男性压力性尿失禁：程序、技术改良和患者注意事项

瑞恩·W.多布斯　埃尔文·科加尼奇　西蒙·克里韦拉罗

4.1 引言

压力性尿失禁长期以来一直与泌尿外科手术有关。在Millin对根治性耻骨后前列腺切除术（RRP）技术的初步描述中，他指出自己追求改进技术的原因之一是“即使在最重要的倡导者手中也会留下可怕的后遗症”，例如尿失禁（9% Hinman，5%～8% Goldstein）、尿道直肠瘘、与Hugh Hampton Young在1905年首次描述的会阴前列腺切除术有关的持续性会阴瘘[1][2]。这种对术后尿失禁的兴趣已经让许多研究人员获取了丰富的信息。从一些调查和研究发现，在不同的研究之间，不同的患者群体、失禁的不同定义、不同问卷的使用和随访时间，都可能使报告的并发症发生率产生显著差异。例如，先前的研究报告了RRP后失禁的发生率为2.5%～87%，证明了记录这一关键术后结果的巨大差异[3]。

展望未来，尿失禁定义的标准化和使用经过验证的指标评估术后功能结果，对于设计未来的研究，科学研究和评估泌尿外科术后尿失禁具有重要意义。

4.2 尿道扩张术、直视尿道内切开术和尿道成形术

尿道扩张和直视尿道内切开术是治疗短段型前尿道狭窄疾病的常用手术方法。然而，这个手术虽然技术上很简单，但却充满了潜在的并发症风险。大系列研究报告显示总复发率为68%，并证明了重复进行尿道切

开术似乎并不能提高成功率[4]。此外，在历史系列研究中，尿道切开术后尿失禁的发生率为 0.4%[5]～5%[6]。

考虑到并发症的风险，包括直肠穿孔[7]、勃起功能障碍和括约肌缺乏引起的压力性尿失禁，一些作者建议尿道吻合成形术应该是这些患者的首选治疗方案。在 168 名患者中，中位随访时间为 58 个月，他们接受了尿道吻合成形术治疗球部狭窄疾病，没有报道患者在修复后出现临床显著的尿失禁[8]。同样，Andrich 等人报道，82 例至少 10 年随访的患者的长期预后没有明显的尿失禁[9]。骨盆骨折后的尿道破裂需要进行尿道置换成形术，这是一个更重大的临床挑战，因为接受该手术的患者中有 28%会出现排尿后滴尿，尽管这是由于先前就存在的损伤，而不是手术技术造成的[9]。这一相对较高的百分比为研究提供了更多的证据，这些研究表明，尿道正常功能的改变是根治性前列腺切除术后出现压力性尿失禁的一个重要风险因素[10]。虽然尿道成形术是一种侵入性更强的手术，需要更多的技术专长，但我们认为，尿道成形术既能获得持久的无狭窄结果，又能对压力性尿失禁等重大并发症产生良好的作用，因此应使尿道成形术成为除短段型尿道狭窄外的所有尿道狭窄的首选治疗方法。

4.3 经尿道前列腺切开术

经尿道前列腺切开术（TUIP）是一种微创治疗方法，可用于治疗小体积前列腺患者的膀胱颈挛缩和前列腺梗阻。经尿道前列腺切开术可以用 Collings 刀或激光进行，并且已被证明在患有小体积前列腺的男性中与经尿道或激光前列腺组织切除术有类似的效果[11]，尽管 TUIP 最有效的前列腺的确切大小因个体研究而异。

一项对 10 项随机对照试验和 795 名随机接受经尿道前列腺电切术（TURP）和 TUIP 治疗的患者进行的荟萃分析没有观察到术后尿失禁的显著差异，尽管 10 项试验中只有 3 项评估了术后尿失禁[12]。这也可能反映出相对较低的事件发生率，因为 Nielsen 报告了 25 例经尿道前列腺电切术后只有 1 例尿失禁，风险为 4%，而 TUIP 后没有尿失禁病例[13]。

在一项对 220 名患者进行的更大研究中，平均分为 TURP 或 TUIP，报告了 2 名患者在 TUIP 后出现尿失禁(1.8%)，4 名患者在 TURP 后出现尿失禁(3.6%)[14]。此外，Tkozc 和 Prasjner 等更现代的研究报告称，100 名随机接受 TURP 或 TUIP 的患者没有新的 SUI，这可能反映了光学技术的改进和手术的进一步经验累积[15]。

激光技术已被引入 TUIP，试图最大限度地减少导管的使用并改善出血现象。在小型研究中，TUIP 与切除 HoLEP 或 PVP 的比较表明，TUIP 的压力性尿失禁较少，在 13 例[16]和 47 例[17]患者的小队列中，没有患者报告持续的压力性尿失禁。术前近距离放射治疗被认为是压力性尿失禁发生的危险因素；然而，现有的样本量太小，无法得出明确的结论。总的来说，这些结果表明，对于前列腺体积较小且没有现有危险因素的男性，TUIP 是一种安全、有效的治疗方法，术后尿失禁的风险较低。

4.4 经尿道前列腺电切术(TURP)

经尿道前列腺电切术是良性前列腺增生(BPH)最常用的治疗方法，可能是医源性压力性尿失禁的一个原因。虽然早期手术技术缓解尿路梗阻与高尿失禁率相关，但手术器械和技术的改进显著改善了该手术的结果[19]。早期尿失禁是 TURP 后的一种相对常见的现象，可能发生在 30%～40%的患者中[20]，通常是由于切除区域的炎症、术后尿路感染或长期良性前列腺增生(BPH)而导致的膀胱逼尿肌不稳定所引起的急迫性尿失禁。持续性尿失禁是一种可怕的 TURP 并发症，但相对少见。Zwergel 在 1979 年对 232 例接受 TURP 治疗的患者进行了随访，报告了在这个早期队列[21]中，患者的尿失禁率为 11.4%(n=21)。然而，在进一步的尿动力学评估中，只有一名患者(占整个队列的 0.4%)患有压力性尿失禁，而膀胱不稳定(n=12)、膀胱容量减少(n=10)和尿潴留(n=4)是经尿道前列腺电切术后长期尿失禁的更常见原因[21]。经尿道前列腺电切术后真正的压力性尿失禁发生率通常约为 0.5%[20]。

既往接受过近距离放疗的患者在 TURP 或 TUIP 后出现压力性尿失禁的风险增加。在一个病例系列中，因正常尿道组织的辐射效应导致梗阻而接受 TURP/TUIP 治疗的 10 名患者中，有 7 名（70％）出现了一定程度的永久性尿失禁，其中 4 名患者（40％）被评分为严重尿失禁[18]。该病例系列的作者假设，放疗可能会损害尿道括约肌，并使患者更容易接受没有术后并发症的手术操作[18]。更多的当代报道在某种程度上更为有利，然而，近距离放疗后接受 TURP 治疗的患者，发生压力性尿失禁的报道率仍约为 18％（7/38）[22]。同样，经尿道前列腺电切术或开放性前列腺切除术后需要放置 AUS 的患者中，有高比例（23％）曾接受过放疗[23]。考虑到这些风险，对梗阻性尿路症状的近距离放疗或放疗后的手术干预应在药物治疗无效后进行。有趣的是，接受前列腺近距离放疗且既往有经尿道前列腺电切术史的患者似乎有更有利的结果，19 名患者中只有 1 名（6％）出现了轻度压力性尿失禁，中位随访时间为 3 年[24]。

虽然 TURP 是一种安全、有效和常见的手术，术后发生真性的压力性尿失禁的风险较低，但在男性梗阻性前列腺增生患者中，术后急迫性尿失禁和逼尿肌不稳定的发生率较高，可能会使临床情况变得复杂，并需要仔细评估术后持续性尿失禁，优先采用尿动力学检查。如果患者在经尿道前列腺电切术后出现尿失禁，AUS 置入术已被证明是一种有效的治疗方法，其中 90％的男性尿失禁患者得到了改善，87％的患者满意[23]。

4.5 前列腺替代治疗（TUNA、Greenlight、HoLEP）

4.5.1 TUNA

虽然双相 TURP 技术的引入降低了 TURP 几种经典并发症的风险，包括 TUR 综合征[25]，但一些其他并发症仍然存在，包括输血、尿道狭窄、膀胱颈挛缩、性功能障碍和尿路感染的风险[20]。鉴于这种并发症，有许多替代治疗方法，包括经尿道针头消融术（TUNA）、磷酸钛钾（KTP）、前列腺光电汽化术和钬激光前列腺剜除术（HoLEP）。

经尿道针头消融术使用低水平的射频能量来产生高热能状态，以消融多余的前列腺组织。随访 1 年的初步研究，65 例接受 TUNA[26] 治疗的患者未发现有任何临床显著的尿失禁。该队列的进一步随访报告显示，1 例患者(1.6%)在 5 年的随访期间出现压力性尿失禁。有趣的是，这些研究报告了本试验 TURP 组在 1 年和 5 年随访中的发生率分别为 3.6%和 21.4%，尽管作者注意到，用于评估尿失禁的问卷包括研究期间任何时候发生的急迫性或压力性尿失禁被定义为尿失禁，这可能导致了高于预期的尿失禁率。综合数据显示，经尿道针头消融术(TUNA)对比经尿道前列腺电切术(TURP)，术后尿失禁的发生率低，但两种手术造成的尿失禁差异数未达到统计学意义。但 TUNA 比 TURP[28] 与更高的再手术率相关，临床医生应该平衡更有效和持久的 TURP 与 TUNA 的风险和益处，TUNA 可能不良反应更少，但需要额外的治疗来缓解前列腺梗阻。

4.5.2 KTP 激光前列腺汽化术

前列腺 KTP 激光汽化(通常称为绿光™ 光电汽化术)，是一种很有前途的治疗选择。KTP 激光汽化通过组织止血消融去除多余组织，因此可用于经尿道前列腺电切术液体吸收耐受不良的患者，以及难以获得术后止血的服用抗凝剂的患者。一组 66 例高危心肺问题和(或)服用口服抗凝药物的男性患者发现，9%的患者术后排尿困难，但没有明显的临床意义尿失禁[29]。

KTP 汽化术的远期结果显示，平均随访 3.5 年，尿路得到持久缓解，术后没有出现尿失禁的患者[30]。Volkan 等人对 186 例患者进行了评估，并对他们术后 6 个月进行了随访，在该系列患者中，依然没有发现患者在 KTP 汽化[31]后出现尿失禁。相反，在 144 名接受绿光 PVP 的患者队列中，2.1%的患者出现了持续性(超过 1 年)的急迫/压力性尿失禁，尽管未区分为特定类型的尿失禁[17]。

虽然大多数初始研究都是在 80 W 的能级下进行的，但 KTP 汽化也在 120 W[32,33] 和 180 W[34,35] 的能级下使用。利用这些较高能量水平的目的是在更短的时间内输送更大的能量来提高组织消融的效率。120 W KTP 激光的尿失禁率分别为 0(0/60)和 2%(1/50)。5.3%(4/75)的患者在出院后第一个月内出现暂时性尿失禁(急迫/压力)；能量水平为 180 W，5.6%(4/72)的患者出院后 1～3 个月出现暂时性尿失禁[34]。一项比较 180 W KTP 激光与经尿道前列腺电切术的随机对照试验的最新结果显示，接受 KTP 激光治疗的患者任何漏尿的发生率为 11.8%(136 例中有 16 例)；经尿道前列腺切除术组患者的任何漏尿发生率为 4.5%(133 例中有 6 例)，尽管这一差异没有达到统计学意义(Bachmann，2015)。进行手术的 12 个月后，在接受 KTP 激光和 TURP 治疗的患者中，分别有 2.9%和 3.0%的患者自我报告了任何类型的漏尿。目前，KTP 激光是一种持久的治疗干预措施，特别是对那些有高危心肺并发症的患者，或 TURP 术后需要抗凝治疗且术后尿失禁率相当高的患者。除了精心设计的能量水平比较试验外，还需要对 TURP 的比较研究进行进一步的随访，以评估更高能量水平 KTP 激光治疗的优势是否会影响术后并发症发生率。

4.5.3 HoLEP(钬激光切除前列腺组织)

HoLEP 利用钬激光切除前列腺组织是治疗良性前列腺增生症(BPH)的一种微创选择，鉴于其在大体积前列腺上的应用是分期 TURP 或开放式前列腺切除术的替代方案，这可能是一种很有吸引力的选择。此外，与许多消融程序(如 TUNA 或 KTP 汽化)不同，HoLEP 具有去除组织进行病理评估的优势。但在短期随访中，在临床试验中观察到显著的尿失禁发生率。一项比较研究表明，HoLEP 和 TURP 治疗后 1 个月的短暂性急迫性尿失禁发生率分别为 44%和 38.6%，但短暂性压力性尿失禁的发生率同样较低，分别为 1.7%和 2.2%[36]。其他研究报告了更高的 SUI 发生率。在一项对 225 名有症状的大体积前列腺(>80 cc)患者的研究中，HoLEP 与术后 7.1%的压力性尿失禁风险和 1.8%的持续性轻度压力性尿失禁风险相关[37]。在对 1,065 例 HoLEP 手术的大型回顾性研究中发现，在 1 个月、6 个月、≥12 个月和≥60 个月随访时报告结果的患者中，压力性尿失禁的发生率分别为 12.5%(60/477)、3.4%(13/378)、1.8%(5/267)和 4.8%(4/83)[38]。这些结果表明，术后立即发生压力性尿失禁并不罕见，但在超过 12 个月的随访中，考虑到本研究中 0.8%的患者报告了严重的术前压力性尿失禁，这种情况可接受。术后压力性尿失禁的发生率相对较高，这可能反映了切除梗阻性前列腺组织后逼尿肌不稳定的一个组成部分。对于 7 年的随访数据，在一项随机对照试验中，HoLEP 和 TURP 之间的尿失禁评分没有显著差异，尽管样本量相对较小，为 14 名 HoLEP 患者和 17 名 TURP 患者[39]。

4.6 冷冻消融

前列腺的冷冻消融利用超声显像下的冷冻治疗针来冷冻前列腺组织，导致直接的细胞损伤，并导致受影响组织的坏死和凋亡。冷冻消融已被提议作为性功能保留不太重要或无法耐受更具侵入性的手术治疗患者的主要治疗方法。此外，它还被用作原发性外部放疗或近距离放疗后的挽救性治疗，以及用于那些患有局灶性低风险疾病的患者。压力性尿失禁是原发性前列腺冷冻消融术的一种已知并发症。在一项对 1,198 名连续患者进行的回顾性多中心登记中，4.8%的患者报告了压力性尿失禁，2.9%的患者在 1 年时需要使用护垫[40]。一个可能的进展是利用前列腺局部冷冻消融的概念，来针对已知的肿瘤区域，保护良性前列腺组织和周围的支撑结构。这一概念已被提出用于单侧前列腺癌症、低容量和低 Gleason 评分前列腺癌症患者。在一项小型试点研究中，31 名患者接受了局灶性冷冻消融治疗，术后无患者报告尿失禁，平均随访时间为 70 个月[41]。先前的放疗被认为是癌症初级冷冻治疗后尿失禁增加的危险因素[42]。在初次放疗后，挽救性局部冷冻治疗也被提出作为一种治疗选择。对使用活检治疗复发性前列腺癌的 91 名患者进行的登记评估报告显示，在 1 年的随访期内，有 5.5%的患者需要使用尿垫来处理尿失禁问题[43]。这些结果与同一登记处报告的全腺体挽救性冷冻消融 4.4%的压力性尿失禁率相似[44]，与其他挽救性冷冻治疗数据集中报告的 13%的尿失禁率，显示更为有利[45]。最近的分析报告，局灶性($n=507$)、全腺($n=2,099$)和挽救性($n=299$)患者的尿失禁发生率分别为 1.6%、3.1%和 12.3%[46]。虽然冷冻治疗后术后功能性尿失禁的结果通常是可以接受的，但相对较高的勃起功能障碍发生率限制了冷冻治疗在特定人群中的使用。不幸的是，许多可用冷冻治疗的研究都是回顾性的，没有具体和明确的指标来评估尿失禁。未来的研究项目应该通过更强有力的实验设计和经过验证的问卷来实施，以有效地确定冷冻疗法的不良反应。

4.7 前列腺切除术

与之前讨论的许多手术不同，在这些手术中，压力性尿失禁是一种潜在但不太可能的并发症，前列腺切除术后出现一定程度的压力性尿失禁是手术干预的预期结果。尿失禁的确切发生率经常与报告的 RRP 后尿失禁发生率为 2.5%～87%[3] 存在争议。尽管结果似乎相同，但这种可变性在直接比较不同研究方面是一个重大挑战。

报告中手术干预后尿失禁的发生率，可能由于患者选择、数据收集方法、使用的失禁程度、问卷形式、随访时间和手术技术的差异，而有很大差异。最常见的是，尿失禁被定义为在不使用护垫的情况下的尿失禁。然而，即使在这种严格的识别中，也可能有相当大的差异。一项研究报告了尿控制的变化，31%（$n=32$）的患者报告“完美”的控尿，69%（$n=74$）的患者报道无垫状态，偶尔有渗漏或“不完美”的控尿[47]。不完全尿失禁在老年男性更常见。他们术前尿失禁症状较多、前列腺较大、术后排尿量较低。而且与完美控尿组患者相比达到无垫状态所需时间较长[47]。

这些结果与 Krupski 等人[48] 报告的结果类似，该结果表明，当患者被提供许多不同的尿失禁定义时，包括加州大学洛杉矶分校 UCLA-Prostate 前列腺癌症指数（PCI）得分≥80 时，“完全没有漏尿”“完全控制”“没有护垫”“滴/湿很小或没有问题”和“漏尿干扰性很小或根本没有问题”，这两个可用于确定术后结果的定义之间可能存在实质性的不一致。例如，只有 42%的患者描述他们不使用护垫，同时也回答他们“完全没有漏尿”[48]。

使用各种不同定义也可能影响术后结果的结论。Wei 等人[49] 指出，当患者被问及这样的问题时，“有滴尿或漏尿问题吗?”以及“平均来说，你会经常漏尿或漏尿一次?”。保留神经的手术技术与术后功能预后显著改善有关，只不过，当患者被问及“为了控制你的漏尿，你通常每天使用多少个尿垫”或许多研究使用的无尿垫识别时，他们没有观察到尿失禁的显著差异[49]。

患者对不同问题的反应的这种差异，即使是在同一时间，也表明了评估术后尿失禁的巨大挑战，以及比较不同个体研究的困难。同样，人们注意到，当患者进行自我管理问卷时，与通过医生访谈获得的结果相比，也有显著差异[50]。此外，虽然大多数研究集中在白天，但患者也可能在性活动中经历尿失禁。一项针对前列腺切除术后瑞典男性的研究指出，在691 名性活跃的男性中，268 人(38.8%)出现了一定程度的性高潮相关尿失禁，尽管 268 人中有 230 人是控尿的[51]。

前列腺切除术后尿失禁的普遍性以及对患者生活质量的重大影响[52]已经产生了大量相关研究。在本节中，我们将总结与开放性耻骨后根治术、会阴根治术、腹腔镜和机器人辅助前列腺切除术后尿失禁相关的现有证据关键部分，技术研究和改进，试图降低术后并发症和术后尿失禁的概率。

4.7.1 耻骨后前列腺癌根治术(RRP)

鉴于临床局限性前列腺癌的患病率和良好的预后，前列腺癌幸存者占所有男性癌症幸存者的 40%以上，其中包括超过 270 万的男性[53]。最近的人群研究表明，对于患有临床局限性前列腺癌症的男性，大约一半的人会选择进行前列腺切除术作为主要治疗方式[54]。虽然最近的手术趋势倾向于使用机器人辅助根治性前列腺切除术，但就在 2007 年，美国大多数前列腺切除术都是使用根治性耻骨后技术进行的[55]。

Hautmann 等人报道了 418 例连续 RRP 的患者，并报告了 3 个月时完全尿失禁率为 14.1%，在 36 个月随访[56]时上升到 54.5%。当包括偶尔的少量漏尿(Ⅰ级 SUI)时，3 个月和 36 个月时的综合控尿率分别为58.8%和 81.7%[56]。

一项大型纵向队列研究对 1,291 名诊断为原发性前列腺癌的男性进行了研究，研究报告显示接受(RRP)男性控尿总量从 6 个月时的 20.5%增加到 24 个月[57]时的 31.9%。在术后超过 18 个月的随访中，40.2%的患者报告偶尔出现漏尿，6.8%的患者报告频繁出现漏尿，1.6%的患者报告完全尿失禁。术后，患者报告总体控尿功能显著降低，8.7%的患者在24 个月时将尿失禁描述为中度至重度问题[57]。

在功能结果方面注意到的一个令人鼓舞的趋势是，1991—1998 年，在医疗保险患者中观察到根治性前列腺切除术后尿失禁率普遍下降(3

年尿失禁率分别为 20%和 4%)，手术技术有所改进，患者选择也有所改善[58]。

虽然大多数可用的文献都集中在前列腺切除术后 12～24 个月内的结果上，但 Glickman 等人使用加州大学洛杉矶分校 PCI 问卷对 731 名接受 RRP 的患者进行了随访，以确定 24～48 个月患者的功能结果[59]。在完成 48 个月问卷调查的 449 例患者中，大多数患者(73.5%)报告泌尿系统症状稳定，许多患者报告尿路症状[59]有轻微改善(11.1%)、中度(6.3%)或明显改善(6.0%)。Penson 等人[60]指出，在 5 年的随访中，1,288 名 RRP 后的男性中有 14%报告频繁漏尿或控尿功能障碍，这一比例实际上高于 2 年随访中报告类似症状的 10%。最近，成熟的数据集使得可以在更长的时间内评估功能结果。对于 RRP，一项使用 UCLA - PCI 尿功能指数的纵向研究的 10 年结果显示，2～8 年尿功能下降，8～10 年尿功能小幅但显著下降[61]。这些变化可能反映了随着年龄的增长，尿功能的正常变化，但对咨询患者手术后的预期恢复具有重要意义，并可能表明功能的恢复可能会有一个长期的过程，这在短期研究中往往无法捕捉到。此外，考虑到前列腺癌患者在前列腺癌初次治疗后平均将存活 14 年，这些长期随访研究至关重要[61]。

评估术后排尿功能的金标准仍然是尿动力学。Majoros 等人对 63 名接受 RRP 治疗的患者在手术后 2 个月进行了前瞻性分析[62]。在这项研究中，20 名患者被发现有术后尿失禁，被归类为 60%($n=12$)的内括约肌缺乏症(ISD)，而 10%($n=2$)的患者被发现患有单纯逼尿肌不稳定症(DI)。其余患者表现为混合性尿失禁，10%($n=2$)的患者被确定为 ISD 和 DI 联合，而 20%的失禁患者表现为膀胱出口梗阻的混合性尿失禁[62]。这项研究提供了一个宝贵的证实，即尽管括约肌缺乏和功能障碍代表了大多数术后尿失禁患者(90%、18/20)，急迫性尿失禁的成分可能在相当一部分患者中普遍存在(40%，20 个中的 8 个)，术后尿动力学是指导长期尿失禁患者治疗的有价值的工具。

4.7.2 根治性会阴前列腺切除术(RPP)

在美国，根治性会阴前列腺切除术(RPP)是一种相对少见的外科手术，占 2007 年对医疗保险患者进行的前列腺切除术的 2.6%。然而，对于熟悉该技术的外科医生来说，这可能是一种有效的手术。在一个由 508 名接受 RPP 的患者组成的大型当代单外科医生病例系列中，尿失禁率从 1 个月时的 38%无尿垫率依次增加到 1 年随访时的 96%无尿垫率[63]。RPP 与 RRP 的比较报告称，会阴入路的完全失禁率显著增加(67.6% vs. 49.0%)，尿失禁的严重程度相似，如使用两个以上的尿垫(22% vs. 22%)、始终佩戴尿垫(26% vs. 35%)、轻微用力就漏尿(13% vs. 18%)，RPP 和 RRP 的尿垫分别被完全浸湿(17% vs. 17%)[64]。这些结果表明，与 RRP 相比，在熟练的医生手中，RPP 对于术后尿失禁是一种可接受的尿失禁手术治疗。

4.7.3 腹腔镜前列腺切除术(LRP)

腹腔镜下的前列腺癌根治术已经得到了微创外科医生的支持，因为它比传统的开放性前列腺癌根治术有许多好处，可能有助于改善功能结果。微创入路的优点为改善围手术期结果，包括减少失血量和输血率，缩短住院时间，改善解剖可视化等，以实现更精确的手术解剖，特别是在根尖部解剖过程中[65]。Guillionneau 和 Vallancen[66]报告了最初 120 名接受腹腔镜前列腺癌根治术(LRP)的患者中，71%的患者报告完全尿失禁。在这些患者中，58%的患者在 1 个月时恢复了完全控尿。在这项研究中，前 60 名患者的失禁率为 73.3%，在 6 个月的随访中 15%的患者使用了尿垫，11.6%的患者每天需要一个以上的尿垫[66]。这些初步结果被认为与开放性尿失禁率相当，但这些结果并没有以系统的方式进行评估。

比较 LRP 和 RRP 的前瞻性研究产生了不同的结果。Anastasiadis 等人[67]证明，LRP 与 RRP 相比，在手术后 6 个月的日间失禁(分别为 59.2%和 43.3%)和手术后 1 年的夜间控尿(87.1%和 66.7%)方面显著改善，具有统计学意义。但在 1 年随访中，包括使用了尿垫的患者测量报告结果为：日间控尿(89% vs. 77.7%)和夜间控尿(96% vs. 90%)，没有显著差异[67]。相反，Jacobsen 等人[68]纳入了接受 LRP($n=57$)和 RRP($n=148$)治疗的患者，在使用 24 小时尿垫测试的 12 个月时，没有观察到尿失禁率的显著差异(LRP 17%，RRP 13%)，也没有观察到 IPSS 测量的尿路症状总分的差异。作者认为，使用更客观的指标可能会产生不同的结果，因为先前的研究报告了患者报告的结果与 24 小时尿垫测试等客观测量之间有显著差异，因为如果仅通过问卷评估，患者往往会低估漏尿[69]。总的来说，LRP 可能具有与 RRP 相似的控尿结果，围手术期结果有所改善，包括住院时间和输血率，随着机器人技术的普及，导致前列腺切除术中微创技术的应用发生了巨大变化[66]。

4.7.4 机器人前列腺切除术(RARP)

2000 年，达芬奇©(桑尼维尔直觉外科公司)机器人手术平台的推出导致美国用于前列腺切除术的手术技术发生了根本性的转变。虽然已在文献[65]中描述了腹腔镜前列腺癌根治术，但这项技术在技术上要求很高，需要一个重要的学习过程才能掌握，在美国的应用相对有限。微创机器人技术在技术上更容易供外科医生操作，并已被泌尿外科医生广泛采用。2001 年，美国在机器人辅助下进行了大约 250 例前列腺切除术[70]，到 2009 年，63.9%(n=49,562)的病例是使用该技术进行的[71]。机器人前列腺切除术的早期报告描述了机器人方法的一些潜在改进，包括三维可视化、高倍放大、腕式器械和符合人体工程学的外科医生定位，这些因素被认为可以改善手术技术以及与泌尿和性功能相关的术后手术结果[72]。

在许多研究中，包括回顾性[73]、前瞻性[74]和汇总分析[75](包括荟萃分析[76])，对耻骨后前列腺癌根治术(RRP)和机器人辅助前列腺癌根治手术(RARP)的功能结果进行了比较。当比较 RRP 与 LRP 或 RARP 的结果时，一个潜在的偏差来源是被比较的患者组可能不是同时代序列。较旧的 RRP 系列可能包括在广泛 PSA 筛查出现之前接受治疗的患者，因此，不同数据集之间的基线患者和病理学差异可能有所不同。这些人口统计学特征和基线特征的差异对压力性尿失禁的术后预后有重要影响，在评估结果时应予以考虑。

许多关于术后尿失禁的研究都受到单一外科医生或单一机构设计的限制。Ahlering 等人[73]回顾性评估了一名外科医生对 60 名接受 RARP 的患者在最初的 45 例病例学习经验(RARP 病例 46 - 105)后的结果，与 60 名接受 RRP 的患者的对照相比，并报告了 RARP 和 RRP 组的完全尿失禁率(3 个月时 0 尿垫)相似，分别为 76%和 75%[73]。

Ficarra 等人[74]进行了一项 RARP 与 RRP 的非随机试验，该试验表明，拔管时的尿控率(68.9% vs. 41%)和 1 年时的远期结果(97% vs. 88%)明显更高。在这项研究中，与 RRP 相比，RARP 患者的平均控尿时间也明显缩短(25 天 vs. 75 天)。虽然患者组匹配良好，但患有 RARP (61 岁)和 RRP(65 岁)的两个队列之间的中位年龄存在显著差异，这可能影响了泌尿结果。尽管本研究确实使用了经验性的问卷来评估术后功能结果，并使用了当代比较组而不是历史队列。

前列腺切除术后尿失禁的手术干预率通常被认为较低，因此可能运用机器人辅助手术方法更有利。Carlsson 等人[77]前瞻性地跟踪了 1,253 例 RARP 和 485 例 RRP 手术的手术并发症，并报告了前列腺切除术后手术干预率的显著差异，因为 RARP 组中只有 0.5%($n=7$)的患者因尿失禁接受了手术治疗，而 RRP 组中 2.2%($n=11$)的患者需要手术干预。1991—1998 年，来自医疗保险受益人的数据显示，根治性前列腺切除术后的人工尿道括约肌(AUS)总使用率为 3%～6%[58]。在更现代的系列中，人工尿道括约肌 AUS 使用率较低，可能反映了患者选择的改善、手术技术的改进或这些因素的某种组合。

最近的研究使用了更严格的有效问卷来评估术后结果。Novara 等人[78]对 308 名连续接受 RARP 治疗的患者使用了国际尿失禁咨询问卷。在 1 年的随访中，90%的患者为控尿无渗漏。

在对大样本中心进行的 13 项 RRP、9 项 LRP 和 6 项 RARP 研究的加权平均分析中，12 个月时的加权平均控尿率分别为 80%、84.8%和 92%[75]。本研究的作者注意到 RRP 和 LRP 之间的控尿率是相似的，综合分析确实支持 RARP 在 1 年时有更高的控尿率。然而，他们还指出，由于缺乏标准化、使用开放式访谈和缺乏经过验证的问卷调查，很难对泌尿系统的结果进行真正直接比较而准确评估，并且由于以往先前研究的巨大异质性，荟萃分析在结果研究中的应用停滞不前[75]。

最近一项对 51 篇文章的系统综述和荟萃分析报告称，12 个月尿失禁发生率为 4%～31%，无护垫定义的平均值为 16%[76]。本研究值得注意的是，与 RRP(OR：1.53；$P=0.03$)或 LRP(OR：2.39；$P=0.006$)相比，RARP 12 个月的尿失禁恢复有所改善。

4.8 技术

虽然大多数患者会实现稳定的术后尿控，但长期的术后尿失禁对患者的生活质量产生了重大影响，这一直是一个挑战，一些外科医生试图通过改进传统手术技术来解决。文献中已经描述了一些技术和方法，试图改善开放、腹腔镜和机器人手术方法的前列腺切除术后的功能性尿路预后。

4.8.1 保留平滑肌内括约肌和近端尿道

手术干预切除前列腺导致几种不同的解剖和正常的尿控机制改变。RRP 前后患者的尿动力学评估显示，平均功能尿道长度从 61 mm 减少到 25.9 mm，最大尿道压力从 89.6 cmH_2O 降低到 65.2 cmH_2O，膀胱尿容量从 338.7 mL 降至 278.8 mL[79]。这些变化代表了术后压力性尿失禁发展的潜在解剖学解释，因为与尿失禁患者相比，控尿患者的尿道闭合压力更高(68.1 vs. 53.1 cmH_2O)，功能性尿道长度增加(27.6 vs. 20.5 mm)[79]。

Brunocilla 等人[80]描述了他们在开放 RRP 期间通过顺行入路，在前列腺基底腹侧面插入处切开逼尿肌，从而保护平滑肌内括约肌和近端尿道的技术。确定括约肌环后，进行钝性剥离，将括约肌与前列腺分离，以获得内括约肌的最大长度，然后进行尿道-尿道吻合术[80]。为了确保肿瘤的安全性，作者在进行吻合术前对近端尿道($n=2$)和前列腺基部($n=4$)进行了周围活检。在他们的 55 例低风险器官受限疾病患者病例系列中，没有阳性手术切缘，尿控率分别为 82.5%和 96.5%，而与标准 RRP 技术病例系列($n=200$)相比，在 90 天和 120 天时分别为 77%和 87%相比。虽然保存内平滑括约肌对于改善术后结果，特别是快速恢复来说可能是一个有趣的概念，但 50%和 71.7%的患者报告称，他们分别在 3 天和 7 天时完成了控尿。这项技术的初步描述确实有几个弱点，包括缺乏对其结果的统计评估，以评估尿失禁的改善是否显著，没有报告基线队列特征，这在术后结果中起着重要作用，不包括肿瘤学随访，这对于确定这项技术是否是一种安全有效的改善手术结果的方法至关重要[80]。

尿道膜部长度在术前咨询和患者指导中的作用已被研究。虽然上述保留尿道入路的手术可以改善预后，但患者将会有尿道膜部长度的自然变化，这也可能有助于术后预后。在 RRP 之前，对 211 名连续患者进行了术前直肠内磁共振成像(MRI)评估，并对其进行随访，以确定其术后失禁稳定的时间(定义为达到完全失禁或尿失禁 6 周不变)[81]。在本研究中，术后稳定尿失禁的中位时间为 76 周，这可能会导致手术干预后需要继续长期随访以稳定控尿功能。值得注意的是，虽然患者的年龄或手术技术包括切除神经血管束与尿功能稳定的时间无关，但术前尿道膜部长度是稳定尿失禁的重要因素。在 1 年的随访中，尿道膜部长度大于 12 mm 的患者发生部分或完全失禁的风险为 11%，而尿道膜部长度小于 12 mm 的患者至少发生部分失禁的风险为 23%[81]。同样，术前和术后膜部尿道长度以及直肠内 MRI 评估的膜部尿道长度的百分比变化，与 RP 术后的恢复时间和尿失禁程度有关[82]。鉴于患者对潜在治疗相关不良反应的偏好，考虑保留尿道膜部的作用，保留最大尿道长度可能是术后预后良好的建议。尿道膜部长度的这种变化可能有助于帮助患者选择最合适原发性前列腺癌症治疗方式。

4.8.2 神经保护

自从 Schlegel 和 Walsh[83] 首次报道了膀胱前列腺切除术概念研究的初步证据，通过精确的手术解剖和保留前列腺神经血管束来保护性功能便一直是外科手术技术的标志。虽然这些结构对术后性功能的重要性是明确的，但它们在术后泌尿功能中的作用一直是一个令人感兴趣和争论的领域。

一项前瞻性研究将 536 例接受开放 RRP 的患者，分为双侧、单侧或无神经保留组[84]。虽然大小便可控患者和大小便失禁患者在中位年龄、随访、术前 PSA、病理肿瘤分期、淋巴结状态或 logistic 回归分析的 Gleason 评分方面没有显著差异，但他们确实观察到，尝试保留神经的优势比为 4.77，并与术后尿失禁密切相关[84]。在神经保留组中，无神经保留组有 13.7％的患者出现尿失禁，单侧神经切除组有 3.4％，双侧神经保留组尿失禁发生率仅为 1.3％[84]。

在一个同样规模的前瞻性队列研究中，602 例患者接受了 RARP，也被分为双侧、单侧和无神经保留组（在本研究中，如果 70％的神经血管束保持原位，则认为神经血管束被保留）[85]。在这项分析中，与不保留神经的方法（26.7％）相比，保留双侧神经的方式在 4 个月、12 个月和 24 个月时具有更高的尿功能评分，并且 4 个月时双侧神经保留方法的控尿率（47.2％）显著更高[85]。有趣的是，尽管尿功能评分一直倾向于双侧保留神经的方式，但在 12 个月或 24 个月时，保留神经（84.6％，94.5％）和不保留神经（76.9％，92.3％）的尿失禁率并没有显著差异[85]。此外，在任何随访期间，单侧保留和无神经保留之间的尿失禁率都没有显著统计学差异。

术中手术时保留神经的分级从 0“无神经保留”到 4“优秀的神经保留”（完整的神经束，显著的支持组织，标本上未见神经）已被证明会影响术后结果。Kaye 等人[86]招募了 102 名在前列腺切除术时根据神经保留质量进行评分的患者：双侧神经保留良好（神经保留评分＝8）的患者，单侧神经保留良好的患者（神经保留分数 4～7），以及至少保留一束但均不优良的患者（神经元保留评分 1～6）。持续 1 年的随访里，在 1 个或 2 个神经血管束中接受良好神经保留的患者，在 1 个月时表现出显著更高的 EPIC 功能和控尿力[86]。这项研究有助于证实神经保留不是一种“全有或全无”的现象，至少一个神经血管束的良好神经保留可能在改善术后功能结果方面发挥重要作用。

关于神经血管束对尿失禁贡献的一个潜在假设，可能与来自阴部神经骨盆内分支的尿道膜部/横纹尿道括约肌的神经支配有关。从解剖学上讲，在根治性前列腺切除术中，阴部主神经不会受损，因为它位于耻骨联合后方和手术区域外。然而，阴部神经的骨盆内分支在外科解剖过程中可能会受损。研究表明，根治性前列腺切除术后的患者对尿道膜部电刺激的敏感性降低，这可能是尿道功能障碍和排尿后滴尿的一个促成因素[10]。

根治性前列腺切除术显著改变了后尿道及其周围结构的解剖结构和功能，导致防止术后尿失禁所需的机制发生根本改变。前列腺切除术后，膀胱颈（可能需要手术重建）与尿道膜部和尿道周围横纹肌组织吻合，形成新的后尿道。前列腺切除术后该区域感觉和功能成分的变化表明，术后6周和6个月，单侧保留神经的RRP($n=8$)或不保留神经的RRP($n=31$)对术后尿动力学的影响降低了后尿道敏感性和压力传递[87]。在该系列中，患者在6周～6个月表现出感觉阈值的暂时恢复，这可能表明功能性神经支配的改善和尿失禁的恢复[87]。该研究有助于描述后尿道神经支配的破坏在尿失禁中的作用，以及这种神经支配的恢复可能有助于术后尿控的恢复。

虽然保留神经的作用仍然是术后尿功能方面的一个争议领域，但它们在术后性能力中的明确作用是肿瘤控制、尿控和性行为三重功能中的一个关键支柱。因此，除非为了确保令人满意的肿瘤治疗结果而有禁忌证，默认的方法应包括保留神经的技术。

4.8.3 膀胱颈保护

在开放、腹腔镜和机器人技术中，保留原本的膀胱颈作为一种重要的控尿机制已经进行了评估。

对于RRP，将保留膀胱颈与保留耻骨韧带，以及保留膀胱颈和保留耻骨韧带的联合方法进行了比较。在这项研究中，三组的最终控尿率没有变化（保留膀胱颈为92％，保留耻骨前列腺韧带为92％，合并为94％），然而，在3个月和6个月的随访中，与仅保留耻骨前列腺韧带（45，61％）相比，仅保留膀胱颈（69，79％）和合并保留膀胱颈（68，80％）的控尿率更好[88]。由于本次评估中没有对照组，目前尚不清楚耻骨前列腺韧带保留本身是否对术后尿路结果有任何益处。这种更快的尿功能恢复与先前报道的结果一致，该结果表明，1个月、3个月和6个月的尿控率较高，但1年的尿控没有显著差异，这表明短期尿失禁结果有所改善，但长期尿失禁结果无显著差异[89]。

据报道，在3个月、6个月和12个月的随访后，腹腔镜保留膀胱颈的患者系列中，完全控尿率分别为75％、85％和92％[90]。膀胱颈保留的回顾性研究证实了良好的功能结果。但在一项膀胱颈保存技术的单中心研究中也报告了手术切缘阳性率很高(29.2%),对于令人满意的肿瘤控制而言,这是一个令人担忧的发现[91]。

对于RARP,对791例膀胱颈保留手术和276例非保留手术进行了回顾性评估[92]。在这项研究中,膀胱颈保留与显著缩短住院时间和减少术后尿漏相关。此外,根据EPIC生活质量问卷的测量,保留膀胱颈也与更早、更好的尿失禁总体恢复有关。重要的是,膀胱颈保留方法的一个潜在问题是,靠近前列腺基底的解剖可能会影响肿瘤控制和肿瘤疗效。在本研究中,保留膀胱颈入路的手术切缘阳性率与不保留膀胱颈的患者相比没有差异(1.2% vs. 2.6%,$P=0.146$),生物化学复发率也没有差异,这表明保留膀胱颈是一种在不牺牲关键肿瘤控制的情况下,改善围术期和功能预后的首选手术技术[92]。在一项关于膀胱颈保留的单盲随机研究中,Nyarangi-Dix等人[93]发现,在3、6和12个月时,尿失禁改善的结果相似,2种方法的手术阳性切缘也无显著差异。

与神经保留一样,膀胱颈的保留情况也已被分级评估。一项对599名接受RARP的患者进行的回顾性研究将其分为1级(需要重建的宽膀胱颈清扫)至4级(窄膀胱颈清扫)[94]。虽然在12个月时,4种不同的分类之间没有显著差异,但较高级别的膀胱颈保留可作为3个月时尿失禁的独立预测因素,这表明膀胱颈保留存在于一个范围内,在这个范围内,更多的保留可以提供更快的功能恢复[94]。

4.8.4 耻骨前列腺韧带的保护

在正常的尿道解剖结构中,尿道通过悬吊机制固定在耻骨后,悬吊机制由耻骨前列腺韧带和阴茎悬吊韧带纤维组成。保留这些耻骨前列腺韧带,被认为可以通过在骨盆上提供一个自然的盆底尿道前方支持来改善尿控的结果。Lowe[95]将51名保留耻骨前列腺韧带的RRP患者与70名对照组患者进行了比较,发现总控尿量和控尿时间均有统计学意义的改善。类似的RRP小规模研究表明,使用这种方法可以改善控尿时间[96]。

鉴于保留耻骨前列腺韧带的良好结果,评估了该技术改良对LRP[97]和RARP[98]方法的适用性。Stolzenburg等人[97]注意到,在手术后2周和3个月，使用保留韧带的LRP技术改善了早期尿失禁，Tewari及其同事[98]在50名连续使用该技术患者中评估了这项技术，已保留耻骨前列腺环(包括耻骨前列腺韧带外的肌环与腱弓)的患者，观察到随访1周、6周、12周和16周时控尿率分别为29%、62%、88%和95%。

虽然保留耻骨前列腺韧带的高水平有利证据相对缺乏，但Steiner对这些附着物的解剖研究[99]为韧带对前列腺切除术后尿控的作用提供了合理的解剖基础。

4.8.5 后方重建

在许多研究中已经评估了后方前列腺支撑和横纹肌括约肌的重建。Rocco等人[100]在RRP中首次描述了这种后方重建(PR)技术。该技术是一种两步重建，将横纹肌与残余的Denonville筋膜并置，然后将Denonville筋膜中缝合固定在新膀胱颈1～2 cm的后方膀胱颈的头侧和背侧。该重建的目的是恢复横纹肌括约肌的解剖和功能长度，并为括约肌的后侧提供复位和支持，以试图促进愈合和更快速地恢复正常的尿功能。在对该技术的初步描述中，161名接受RRP伴PR的患者与50名患者的历史对照组进行了比较，患者和对照组在Gleason评分、PSA和年龄方面匹配良好[100]。在3天、30天和90天的早期随访中，接受RRP伴PR的患者表现出明显高于对照组(14%、30%和46%)的完全控尿率(分别为72%、78.8%和86.3%)。在1年随访中，RRP伴PR的患者(95%)和接受RRP的患者(90%)的尿控率似乎无显著差异，但PR技术显示了早期控制效果的前景[100]。与历史队列相比，同一组250名患者的长期结果显示，出院时(62.4%∶14%)、1个月时(74%∶30%)和3个月随访时(85.2%∶46%)的控尿率显著提高，而两组之间的长期控尿率相似且无显著差异(94%∶90%)[101]。

鉴于RRP后方重建(PR)的良好结果，以及术后压力性尿失禁的类似挑战，人们对开发RARP的技术颇感兴趣。Coelho等利用Rocco等人[100,101]描述的PR技术，对803名接受RARP的患者进行了前瞻性外科医生研究[102]。在这项研究中，330名患者在没有PR的情况下进行了RARP，473名患者在有PR的情况下进行了RARP。患者的年龄、BMI、

PSA、术前 AUASS 和 Gleason 评分非常匹配[102]。与无 PR 的患者相比，接受有 PR 的 RARP 患者在 1 周(28.7%：22.7%)和 4 周(51.6%：42.7%)时的控尿率具有统计学意义，而在 12 周(91.1%：91.8%)和 24 周随访(97%：96.3%)时的结果相似[102]。与其他已发表的研究类似，这些结果可能表明 PR 有利于在早期尿控中发挥作用，尽管 PR 似乎对长期尿失禁结果没有显著影响。一项荟萃术后一月有前方重建的筋膜重建(后方重建)相较于没有的对尿失禁恢复有微小优势[76]。

4.8.6 前后方联合重建

除了后方重建技术的改进外，还研究了利用固定在耻骨上的前方悬吊(AS)缝合进行前方重建，以改善早期尿失禁恢复。在解剖学上，AS 缝合被认为为尿道提供了额外的支撑，稳定了横纹括约肌和尿道，并允许在顶端剥离过程中改善尿道长度[103]。

在一项针对 33 名患者的小型概念验证试验中，注意到改良前悬吊术的 RRP 在 1 周、1 个月和 3 个月时更早恢复控尿力[104]。此外，AS 缝合的患者在术后尿动力学方面有更高的腹部漏尿压力，这为前方缝合在减少尿道高活动性方面提供了客观证据[104]。与 RRP 中 AS 技术的良好结果类似，该技术也被用于机器辅助的 RARP。在一项非随机的前瞻性试验中，包括 94 名未使用 AS 技术的患者和 237 名接受 RARP 联合 AS 的患者，使用 AS 技术在 3 个月时的控尿率在统计学上明显更高(92.8%：83%)，而且控尿时间中位数/平均值恢复时间明显更快(6 周；RARP 联合 AS 的均值为 7.33 周，相比 7 周；而标准 RARP 的均值为 9.58 周)[105]。

在大多数可用的研究中，前列腺周围组织的联合重建包括前方缝合和后方重建。在一项 72 例患者的小型随机对照试验中，对 33 例接受标准 RARP 的患者和 39 例接受有 AS 和 PR 的 RARP 治疗的患者进行了前后联合重建评估。在本研究中，RARP 组术后 15 天、1、3 和 6 个月的尿控率分别为 3.6%、7.1%、15.4%和 57.9%，AS 和 PR 组 RARP 组的尿控率分别为 5.9%、26.5%、45.2%和 65.4%。在接受 AS 和 PR 联合治疗时，第 1 个月和第 3 个月时的尿控率差异有统计学意义[103]。

这些结果与 Menon 等人的随机对照试验形成对比[106]，该试验评估了一种联合手术技术，发现术后 1、2、7 和 30 天早期随访的尿控率没有显著差异。本研究的作者确实注意到，与标准技术的单层吻合组相比，前列腺周围组织重建吻合组的膀胱造影渗漏率从 10%下降到 3%。然而，7 个检测到的漏尿事件中，只有一个被确定为在临床上具有显著意义，需要额外的导管置入，因此这种差异可能在临床上不重要。同样，同一患者组在 2 年随访中的长期随访，单层(80.0%)和双层(82.6%)无衬垫尿路控制无显著差异[107]。

在一项荟萃分析中，完全重建与 RARP 后 3 个月尿控方面具有显著优势(比值比 0.76；$P=0.04$)[76]，以及 RARP 术后 1 个月，完全重建也表现出统计学上微小的有利差异[76]。

4.9 患者因素

与所有的手术干预一样，术前患者的特征在决定术后功能结果方面起着重要的作用。许多因素已被确定为对临床结果有潜在影响，包括术后压力性尿失禁。然而，在哪些风险因素(如果有的话)可以预测术后结果方面，几个大型系列的结果相互矛盾。这些差异可能反映了治疗方法、人群和定义的差异，因此这些术前危险因素代表了重要的临床问题，这些问题仍待形成共识，关于哪些危险因素是术后结果的重要预测因素的争论仍在继续。

考虑到许多影响尿失禁的因素，如病理分期和神经血管束保留是相互关联的，多变量分析应该是确定术后尿失禁风险因素的首选方法。在对 RRP 患者的多变量分析中，发现恢复尿控的独立因素包括年龄、吻合口技术、双侧神经血管束保留和无吻合口狭窄[108]。

4.9.1 年龄

大量的人群研究报告了男性尿失禁率随着年龄的增长而增加。一项对 2,721 名意大利男性的横断面研究报告，尿失禁的总发生率为 3%($n=91$)，当按年龄划分时，51～60 岁男性和>70 岁男性的尿失禁分别为

2%和7%[109]。另一项横断面人群研究报告的男性总体尿失禁率为5.4%，介于压力性、急迫性和其他尿失禁之间，压力性尿失禁占总男性人群的1.2%[110]。与其他研究一致，随着年龄的增长，≤39岁、40～59岁和≥60岁年龄组的SUI发生率分别为0.1%、0.6%和1.6%[110]。在评估与泌尿功能和性功能相关的术后结果时，年龄的差异是一个需要考虑的重要因素。

虽然年龄已被证明是术后尿失禁的一个危险因素[49, 79, 108, 111-113]，但在一些研究中，较年轻的患者队列未能证明这一点。事实上，Lepor等人[114]评估了一个由500名RRP术后患者组成的队列，没有发现任何可预测3个月时早期尿失禁的因素，包括年龄、基线AUASS、Gleason评分、估计失血量、双侧神经保留技术，或术中顶端软组织活检是否存在良性前列腺腺体。随着年龄的增长，积累的其他合并症也可能导致老年患者的预后恶化，因为在一些研究中，Charlson合并症评分的增加已被证明是独立的预测手术后尿失禁的风险因素[78]。

4.9.2 社会支持

多因素分析也表明，术后尿功能和泌尿系统问题可能与泌尿系统其他看似无关的方面有关，包括婚姻。Litwin等人[115]评估了415名患者的队列，并指出婚姻状况和总体健康状况都与前列腺切除术后的泌尿系统问题显著相关，这表明社会支持、情绪和对治疗护理的态度可能在患者如何感知其不良反应的严重性方面发挥作用。事实上，前列腺癌的治疗已经被证明对伴侣的生活质量有明显的影响。Sanda等人[52]报道，在前列腺切除术后1年，5%的伴侣(99%为女性)被其配偶的尿失禁所困扰。受教育水平也被认为是术后尿失禁的一个危险因素，提示了社会因素对功能结果的复杂相互作用[113]。

4.9.3 肥胖

几项研究已经评估了肥胖在术后尿功能中的作用。肥胖的发展是多因素的，临床上经常发现肥胖与糖尿病、冠状动脉疾病、血脂异常和高血压等其他疾病合并发生，这可能也会与术后预后有关。由于肥胖的复杂性，肥胖患者的手术也可能是一种技术上更具挑战性的外科手术。这些研究证明了对功能性泌尿结果的混合影响。在一项前瞻性分析中，据报道，接受前列腺切除术的肥胖（体重指数＞30）患者在 6 个月时的完全控尿率（0 尿垫）显著低于非肥胖患者（分别为 47％和 91％，$P<0.001$），并且在 3 个月和 9 个月时自我报告的问卷中的尿失禁评分显著增加[116]。在这项研究中，与大型人群数据集[112]报告的结果类似，肥胖患者的基线特征明显较差，包括术前尿失禁、尿流量峰值、并发症增加，以及美国泌尿外科协会基线评分较差的趋势[116]。因此，在早期的研究中，尚不清楚肥胖患者术后尿失禁是否会导致基线尿功能降低。相反，其他研究[113]未能观察到基于 BMI 的术后尿控水平的差异。

4.9.4 术前泌尿系统功能（LUTS）

关于术前尿功能作为术后尿失禁预测指标的证据仍存在不一致的结论。这可能与用于评估男性尿功能的评估方法有关，包括阻塞性和刺激性排尿症状。一些作者认为，虽然前列腺切除术可能会使有刺激性排尿症状的患者病情恶化，但切除前列腺可能会显著改善梗阻性尿路症状，从而掩盖术前尿功能对术后尿功能的影响。Eastham 等人的多变量分析没有指出梗阻性或刺激性排尿症状是术后尿失禁的危险因素[108]。

对既往无下尿路症状（LUTS）的患者进行术前和术后尿动力学评估时，与有 LUTS 的患者相比，术后尿控率（71％ vs. 64％）有统计学意义，但没有明显增高[62]。同样，Lepor 等人未能观察到患者术前 AUASS 与术后尿失禁之间的显著关系[114]。

相反，一项针对 228 名接受 RRP 的加拿大男性的前瞻性人群研究表明，年龄＞65 岁（OR 3.35）、基线尿失禁（OR 6.20）和既往 TURP（OR 14.99）与术后尿失禁显著相关[111]。直观地说，术前尿失禁和正常解剖括约肌断裂应该是术后尿失禁的一个重要风险因素，这一点在本分析中得到了证实。

4.9.5 术前 TURP

由于膀胱颈的改变、对前列腺神经支配的影响以及瘢痕组织的可能发展，既往前列腺手术，特别是经尿道前列腺电切术，被认为是术后尿失禁的潜在风险因素。与许多其他潜在风险因素类似，术前 TURP 的结果使研究者喜忧参半。在一些研究中，术前 TURP 与 RRP 患者尿失禁增加无关[62,113]。相反，Moore 等人[111]和 Eastham 等人[108]在多变量分析中确实发现术前 TURP 与术后尿失禁的发生之间存在显著关系。

4.9.6　外科手术量和外科医生的技能

除了用于减少术后泌尿系统症状的手术方式或特定手术技术外，外科医生和医院环境的变化也可能在长期并发症中发挥作用。对 11，522 名 RRP 术后患者进行监测评估，长期尿失禁的流行病学和最终结果(SEER)数据集（定义为与尿失禁、矫正手术或诊断程序相关的症状编码，如与尿失禁相关的尿动力学）没有显示长期术后尿失禁的医院或外科医生手术量之间的关系存在显著差异[117]。然而，当这项研究评估了 159 名具有足够手术量的外科医生，以便进行经验丰富的外科医生与一般外科医生的比较时，他们注意到外科医生之间在术后并发症、晚期尿路并发症（膀胱颈梗阻或尿道狭窄）和长期尿失禁发生率方面存在显著差异[117]。尽管人们普遍认为，在许多复杂的外科手术（如前列腺切除术）中，外科医生的个体技能会导致临床结果的巨大差异，但证明外科医生的技术熟练程度有助于术后结果的客观证据仍然有限。在前列腺切除术中，单一外科医生和观察数据集占主导地位，特别是在 RARP 中，这导致调查人员对不同外科手术方法是否会导致不同的结果产生疑问[118]。在未来的研究中，验证来自拥有大量外科医生的高容量手术中心的结果数据，并通过精心设计的方法论研究将这些结果推广到社区环境中，应该是一个重要的研究目标。

（任帅俊 译　何旭 审）

参考文献

[1] Millin T (1945) Retropubic prostatectomy; a new extravesical technique;

report of 20 cases. Lancet，2：693.

[2] Young HH (2002) The early diagnosis and radical cure of carcinoma of the prostate. Being a study of 40 cases and presentation of a radical operation which was carried out in four cases，1905. J Urol 168：914.

[3] Foote J，Yun S，Leach GE (1991) Postprostatectomy incontinence. Pathophysiology，evaluation，and management. Urol Clin North Am，18：229.

[4] Pansadoro V，Emiliozzi P (1996) Internal urethrotomy in the management of anterior urethral strictures：long-term followup. J Urol，156：73.

[5] Albers P，Fichtner J，Bruhl P et al. (1996) Long-term results of internal urethrotomy. J Urol，156：1611.

[6] Smith PJ，Roberts JB，Ball AJ et al. (1983) Long-term results of optical urethrotomy. Br J Urol，55：698.

[7] Iversen Hansen R，Guldberg O，Moller I (1981) Internal urethrotomy with the Sachse urethrotome. Scand J Urol Nephrol，15：189.

[8] Santucci RA，Mario LA，McAninch JW (2002) Anastomotic urethroplasty for bulbar urethral stricture：analysis of 168 patients. J Urol，167：1715.

[9] Andrich DE，Dunglison N，Greenwell TJ et al. (2003) The long-term results of urethroplasty. J Urol，170：90.

[10] Bader P，Hugonnet CL，Burkhard FC et al. (2001) Ineffi cient urethral milking secondary to urethral dysfunction as an additional risk factor for incontinence after radical prostatectomy. J Urol，166：2247.

[11] Riehmann M，Knes JM，Heisey D et al. (1995) Transurethral resection versus incision of the prostate：a randomized，prospective study. Urology，45：768.

[12] Lourenco T，Shaw M，Fraser C et al. (2010) The clinical effectiveness of transurethral incision of the prostate：a systematic review of randomised controlled trials. World J Urol，28：23.

[13] Nielsen HO (1988) Transurethral prostatotomy versus transurethral prostatectomy in benign prostatic hypertrophy. A prospective randomised study. Br J Urol，61：435.

[14] Soonawalla PF，Pardanani DS (1992) Transurethral incision versus transurethral resection of the prostate. A subjective and objective

analysis. Br J Urol，70：174.

[15] Tkocz M，Prajsner A（2002）Comparison of long-term results of transurethral incision of the prostate with transurethral resection of the prostate，in patients with benign prostatic hypertrophy. Neurourol Urodyn，21：112.

[16] Aho TF，Gilling PJ，Kennett KM et al.（2005）Holmium laser bladder neck incision versus holmium enucleation of the prostate as outpatient procedures for prostates less than 40 grams：a randomized trial. J Urol，174：210.

[17] Elshal AM，Elkoushy MA，Elmansy HM et al.（2014）Holmium：YAG transurethral incision versus laser photoselective vaporization for benign prostatic hyperplasia in a small prostate. J Urol，191：148.

[18] Hu K，Wallner K（1998）Urinary incontinence in patients who have a TURP/TUIP following prostate brachytherapy. Int J Radiat Oncol Biol Phys，40：783.

[19] Dobbs RW，Boorjian SA，Canter DJ（2013）All men are created equal：benign prostatic hyperplasia，surgery，and politics. Urology，82：508.

[20] Rassweiler J，Teber D，Kuntz R et al.（2006）Complications of transurethral resection of the prostate（TURP）-incidence，management，and prevention. Eur Urol，50：969.

[21] Zwergel U，Wullich B，Lindenmeir U et al.（1998）Long-term results following transurethral resection of the prostate. Eur Urol，33：476.

[22] Kollmeier MA，Stock RG，Cesaretti J et al.（2005）Urinary morbidity and incontinence following transurethral resection of the prostate after brachytherapy. J Urol，173：808.

[23] Gundian JC，Barrett DM，Parulkar BG（1993）Mayo Clinic experience with the AS800 artifi-cial urinary sphincter for urinary incontinence after transurethral resection of prostate or open prostatectomy. Urology，41：318.

[24] Wallner K，Lee H，Wasserman S et al.（1997）Low risk of urinary incontinence following prostate brachytherapy in patients with a prior transurethral prostate resection. Int J Radiat Oncol Biol Phys，37：565.

[25] Issa MM，Young MR，Bullock AR et al.（2004）Dilutional hyponatremia of TURP syndrome：a historical event in the 21st century. Urology，64：298.

[26] Bruskewitz R, Issa MM, Roehrborn CG et al. (1998) A prospective, randomized 1-year clinical trial comparing transurethral needle ablation to transurethral resection of the prostate for the treatment of symptomatic benign prostatic hyperplasia. J Urol, 159: 1588.

[27] Hill B, Belville W, Bruskewitz R et al. (2004) Transurethral needle ablation versus transurethral resection of the prostate for the treatment of symptomatic benign prostatic hyperplasia: 5-year results of a prospective, randomized, multicenter clinical trial. J Urol, 171: 2336.

[28] Bouza C, Lopez T, Magro A et al. (2006) Systematic review and meta-analysis of transurethral needle ablation in symptomatic benign prostatic hyperplasia. BMC Urol, 6: 14.

[29] Reich O, Bachmann A, Siebels M et al. (2005) High power (80 W) potassium-titanyl-phosphate laser vaporization of the prostate in 66 high risk patients. J Urol, 173: 158.

[30] Malek RS, Kuntzman RS, Barrett DM (2005) Photoselective potassium-titanyl-phosphate laser vaporization of the benign obstructive prostate: observations on long-term outcomes. J Urol, 174: 1344.

[31] Volkan T, Ihsan TA, Yilmaz O et al. (2005) Short term outcomes of high power (80 W) potassium-titanyl-phosphate laser vaporization of the prostate. Eur Urol, 48: 608.

[32] Al-Ansari A, Younes N, Sampige VP et al. (2010) GreenLight HPS 120-W laser vaporization versus transurethral resection of the prostate for treatment of benign prostatic hyperplasia: a randomized clinical trial with midterm follow-up. Eur Urol, 58: 349.

[33] Capitan C, Blazquez C, Martin MD et al. (2011) GreenLight HPS 120-W laser vaporization versus transurethral resection of the prostate for the treatment of lower urinary tract symptoms due to benign prostatic hyperplasia: a randomized clinical trial with 2-year follow-up. Eur Urol, 60: 734.

[34] Bachmann A, Muir GH, Collins EJ et al. (2012) 180-W XPS GreenLight laser therapy for benign prostate hyperplasia: early safety, effi cacy, and perioperative outcome after 201 procedures. Eur Urol, 61: 600.

[35] Bachmann A, Tubaro A, Barber N et al. (2015) A European multicenter randomized noninferiority trial comparing 180 W GreenLight

XPS laser vaporization and transurethral resection of the prostate for the treatment of benign prostatic obstruction: 12-month results of the GOLIATH study. J Urol, 193, (2): 570 - 578.

[36] Montorsi F, Naspro R, Salonia A et al. (2004) Holmium laser enucleation versus transurethral resection of the prostate: results from a 2-center, prospective. Randomized trial in patients with obstructive benign prostatic hyperplasia. J Urol, 172: 1926.

[37] Elzayat EA, Elhilali MM (2006) Holmium laser enucleation of the prostate (HoLEP): the endourologic alternative to open prostatectomy. Eur Urol, 49: 87.

[38] Krambeck AE, Handa SE, Lingeman JE (2013) Experience with more than 1,000 holmium laser prostate enucleations for benign prostatic hyperplasia. J Urol, 189: S141.

[39] Gilling PJ, Wilson LC, King CJ et al. (2012) Long-term results of a randomized trial comparing holmium laser enucleation of the prostate and transurethral resection of the prostate: results at 7 years. BJU Int, 109: 408.

[40] Jones JS, Rewcastle JC, Donnelly BJ et al. (2008) Whole gland primary prostate cryoablation: initial results from the cryo on-line data registry. J Urol, 180: 554.

[41] Bahn DK, Silverman P, Lee F Sr et al. (2006) Focal prostate cryoablation: initial results show cancer control and potency preservation. J Endourol, 20: 688.

[42] Marcus DM, Canter DJ, Jani AB et al. (2012) Salvage therapy for locally recurrent prostate cancer after radiation. Can J Urol, 19: 6534.

[43] Li YH, Elshafei A, Agarwal G et al. (2015) Salvage focal prostate cryoablation for locally recurrent prostate cancer after radiotherapy: initial results from the cryo on-line data registry. Prostate, 75: 1.

[44] Pisters LL, Rewcastle JC, Donnelly BJ et al. (2008) Salvage prostate cryoablation: initial results from the cryo on-line data registry. J Urol, 180: 559.

[45] Ismail M, Ahmed S, Kastner C et al. (2007) Salvage cryotherapy for recurrent prostate cancer after radiation failure: a prospective case series of the fi rst 100 patients. BJU Int, 100: 760.

[46] Ward JF, Jones JS (2012) Focal cryotherapy for localized prostate

cancer: a report from the national Cryo On-Line Database (COLD) Registry. BJU Int, 109: 1648.

[47] Rodriguez E Jr, Skarecky DW, Ahlering TE (2006) Post-robotic prostatectomy urinary continence: characterization of perfect continence versus occasional dribbling in pad-free men. Urology, 67: 785.

[48] Krupski TL, Saigal CS, Litwin MS (2003) Variation in continence and potency by defi nition. J Urol, 170: 1291.

[49] Wei JT, Dunn RL, Marcovich R et al. (2000) Prospective assessment of patient reported urinary continence after radical prostatectomy. J Urol, 164: 744.

[50] Litwin MS (1994) Measuring health related quality of life in men with prostate cancer. J Urol, 152: 1882.

[51] Nilsson AE, Carlsson S, Johansson E et al. (2011) Orgasm-associated urinary incontinence and sexual life after radical prostatectomy. J Sex Med, 8: 2632.

[52] Sanda MG, Dunn RL, Michalski J et al. (2008) Quality of life and satisfaction with outcome among prostate-cancer survivors. N Engl J Med, 358: 1250.

[53] de Moor JS, Mariotto AB, Parry C et al. (2013) Cancer survivors in the United States: prevalence across the survivorship trajectory and implications for care. Cancer Epidemiol Biomarkers Prev, 22: 561.

[54] Cooperberg MR, Broering JM, Carroll PR (2010) Time Trends and Local Variation in Primary Treatment of Localized Prostate Cancer. J Clin Oncol, 28: 1117.

[55] Kowalczyk KJ, Levy JM, Caplan CF et al. (2012) Temporal national trends of minimally invasive and retropubic radical prostatectomy outcomes from 2003 to 2007: results from the 100% Medicare sample. Eur Urol, 61: 803.

[56] Hautmann RE, Sauter TW, Wenderoth UK (1994) Radical retropubic prostatectomy: morbidity and urinary continence in 418 consecutive cases. Urology, 43: 47.

[57] Stanford JL, Feng Z, Hamilton AS et al. (2000) Urinary and sexual function after radical prostatectomy for clinically localized prostate cancer: the Prostate Cancer Outcomes Study. JAMA, 283: 354.

[58] Hu JC, Gold KF, Pashos CL et al. (2003) Temporal trends in radical

prostatectomy complications from 1991 to 1998. J Urol，169：1443.

[59] Glickman L，Godoy G，Lepor H（2009）Changes in continence and erectile function between 2 and 4 years after radical prostatectomy. J Urol，181：731.

[60] Penson DF，McLerran D，Feng Z et al.（2005）5-year urinary and sexual outcomes after radical prostatectomy：results from the prostate cancer outcomes study. J Urol，173：1701.

[61] Prabhu V，Sivarajan G，Taksler GB et al.（2014）Long-term continence outcomes in men undergoing radical prostatectomy for clinically localized prostate cancer. Eur Urol，65：52.

[62] Majoros A，Bach D，Keszthelyi A et al.（2006）Urinary incontinence and voiding dysfunction after radical retropubic prostatectomy（prospective urodynamic study）. Neurourol Urodyn，25：2.

[63] Harris MJ（2003）Radical perineal prostatectomy：cost effi cient，outcome effective，minimally invasive prostate cancer management. Eur Urol，44：303.

[64] Gray M，Petroni GR，Theodorescu D（1999）Urinary function after radical prostatectomy：a comparison of the retropubic and perineal approaches. Urology，53：881.

[65] Guillonneau B，Vallancien G（2000）Laparoscopic radical prostatectomy：the Montsouris technique. J Urol，163：1643.

[66] Guillonneau B，Vallancien G（2000）Laparoscopic radical prostatectomy：the Montsouris experience. J Urol，163：418.

[67] Anastasiadis AG，Salomon L，Katz R et al.（2003）Radical retropubic versus laparoscopic prostatectomy：a prospective comparison of functional outcome. Urology，62：292.

[68] Jacobsen NE，Moore KN，Estey E et al.（2007）Open versus laparoscopic radical prostatectomy：a prospective comparison of postoperative urinary incontinence rates. J Urol，177：615.

[69] Jonler M，Madsen FA，Rhodes PR et al.（1996）A prospective study of quantifi cation of urinary incontinence and quality of life in patients undergoing radical retropubic prostatectomy. Urology，48：433.

[70] Box GN，Ahlering TE（2008）Robotic radical prostatectomy：long-term outcomes. Curr Opin Urol，18：173.

[71] Sammon JD，Karakiewicz PI，Sun M et al.（2013）Robot-assisted

versus open radical prostatectomy: the differential effect of regionalization, procedure volume and operative approach. J Urol, 189: 1289.

[72] Tewari A, Srivasatava A, Menon M (2003) A prospective comparison of radical retropubic and robot-assisted prostatectomy: experience in one institution. BJU Int, 92: 205.

[73] Ahlering TE, Woo D, Eichel L et al. (2004) Robot-assisted versus open radical prostatectomy: a comparison of one surgeon's outcomes. Urology, 63: 819.

[74] Ficarra V, Novara G, Fracalanza S et al. (2009) A prospective, non-randomized trial comparing robot-assisted laparoscopic and retropubic radical prostatectomy in one European institution. BJU Int, 104: 534.

[75] Coelho RF, Rocco B, Patel MB et al. (2010) Retropubic, laparoscopic, and robot-assisted radical prostatectomy: a critical review of outcomes reported by high-volume centers. J Endourol, 24: 2003.

[76] Ficarra V, Novara G, Rosen RC et al. (2012) Systematic review and meta-analysis of studies reporting urinary continence recovery after robot-assisted radical prostatectomy. Eur Urol, 62: 405.

[77] Carlsson S, Nilsson AE, Schumacher MC et al. (2010) Surgery-related complications in 1253 robot-assisted and 485 open retropubic radical prostatectomies at the Karolinska University Hospital, Sweden. Urology, 75: 1092.

[78] Novara G, Ficarra V, D'Elia C et al. (2010) Evaluating urinary continence and preoperative predictors of urinary continence after robot assisted laparoscopic radical prostatectomy. J Urol, 184: 1028.

[79] Hammerer P, Huland H (1997) Urodynamic evaluation of changes in urinary control after radical retropubic prostatectomy. J Urol, 157: 233.

[80] Brunocilla E, Pultrone C, Pernetti R et al. (2012) Preservation of the smooth muscular internal (vesical) sphincter and of the proximal urethra during retropubic radical prostatectomy: description of the technique. Int J Urol, 19: 783.

[81] Coakley FV, Eberhardt S, Kattan MW et al. (2002) Urinary continence after radical retropubic prostatectomy: relationship with membranous urethral length on preoperative endorectal magnetic resonance imaging. J Urol, 168: 1032.

[82] Paparel P, Akin O, Sandhu JS et al. (2009) Recovery of urinary continence after radical prostatectomy: association with urethral length and urethral fi brosis measured by preoperative and postoperative endorectal magnetic resonance imaging. Eur Urol, 55: 629.

[83] Schlegel PN, Walsh PC (1987) Neuroanatomical approach to radical cystoprostatectomy with preservation of sexual function. J Urol, 138: 1402.

[84] Burkhard FC, Kessler TM, Fleischmann A et al. (2006) Nerve Sparing Open Radical Retropubic Prostatectomy — Does It Have an Impact on Urinary Continence? J Urol, 176: 189.

[85] Choi WW, Freire MP, Soukup JR et al. (2011) Nerve-sparing technique and urinary control after robot-assisted laparoscopic prostatectomy. World J Urol, 29: 21.

[86] Kaye DR, Hyndman ME, Segal RL et al. (2013) Urinary outcomes are signifi cantly affected by nerve sparing quality during radical prostatectomy. Urology, 82: 1348.

[87] John H, Sullivan MP, Bangerter U et al. (2000) Effect of radical prostatectomy on sensory threshold and pressure transmission. J Urol, 163: 1761.

[88] Deliveliotis C, Protogerou V, Alargof E et al. (2002) Radical prostatectomy: bladder neck preservation and puboprostatic ligament sparing-effects on continence and positive margins. Urology, 60: 855.

[89] Lowe BA (1996) Comparison of bladder neck preservation to bladder neck resection in maintaining postrostatectomy urinary continence. Urology, 48: 889.

[90] Chlosta PL, Drewa T, Jaskulski J et al. (2012) Bladder neck preservation during classic laparoscopic radical prostatectomy — point of technique and preliminary results. Wideochir Inne Tech Malo Inwazyjne, 7: 89.

[91] Golabek T, Jaskulski J, Jarecki P et al. (2014) Laparoscopic radical prostatectomy with bladder neck preservation: positive surgical margin and urinary continence status. Wideochir Inne Tech Malo Inwazyjne, 9: 362.

[92] Friedlander DF, Alemozaffar M, Hevelone ND et al. (2012) Stepwise description and outcomes of bladder neck sparing during robot-assisted

laparoscopic radical prostatectomy. J Urol，188：1754.

[93] Nyarangi-Dix JN，Radtke JP，Hadaschik B et al.（2013）Impact of complete bladder neck preservation on urinary continence，quality of life and surgical margins after radical prostatectomy：a randomized，controlled，single blind trial. J Urol，189：891.

[94] Lee Z，Sehgal SS，Graves RV et al.（2014）Functional and oncologic outcomes of graded bladder neck preservation during robot-assisted radical prostatectomy. J Endourol，28：48.

[95] Lowe BA（1997）Preservation of the anterior urethral ligamentous attachments in maintaining post-prostatectomy urinary continence：a comparative study. J Urol，158：2137.

[96] Poore RE，McCullough DL，Jarow JP（1998）Puboprostatic ligament sparing improves urinary continence after radical retropubic prostatectomy. Urology，51：67.

[97] Stolzenburg JU，Liatsikos EN，Rabenalt R et al.（2006）Nerve sparing endoscopic extraperitoneal radical prostatectomy-effect of puboprostatic ligament preservation on early continence and positive margins. Eur Urol，49：103.

[98] Tewari AK，Bigelow K，Rao S et al.（2007）Anatomic restoration technique of continence mechanism and preservation of puboprostatic collar：a novel modifi cation to achieve early urinary continence in men undergoing robotic prostatectomy. Urology，69：726.

[99] Steiner MS（1994）The puboprostatic ligament and the male urethral suspensory mechanism：an anatomic study. Urology，44：530.

[100] Rocco F，Carmignani L，Acquati P et al.（2006）Restoration of posterior aspect of rhabdosphincter shortens continence time after radical retropubic prostatectomy. J Urol，175：2201.

[101] Rocco B，Gregori A，Stener S et al.（2007）Posterior reconstruction of the rhabdosphincter allows a rapid recovery of continence after transperitoneal videolaparoscopic radical prostatectomy. Eur Urol，51：996.

[102] Coelho RF，Chauhan S，Orvieto MA et al.（2011）Influence of modifi ed posterior reconstruction of the rhabdosphincter on early recovery of continence and anastomotic leakage rates after robot-assisted radical prostatectomy. Eur Urol，59：72.

[103] Hurtes X, Roupret M, Vaessen C et al. (2012) Anterior suspension combined with posterior reconstruction during robot-assisted laparoscopic prostatectomy improves early return of urinary continence: a prospective randomized multicentre trial. BJU Int, 110: 875.

[104] Noguchi M, Shimada A, Nakashima O et al. (2006) Urodynamic evaluation of a suspension technique for rapid recovery of continence after radical retropubic prostatectomy. Int J Urol, 13: 373.

[105] Patel VR, Coelho RF, Palmer KJ et al. (2009) Periurethral suspension stitch during robotassisted laparoscopic radical prostatectomy: description of the technique and continence outcomes. Eur Urol, 56: 472.

[106] Menon M, Muhletaler F, Campos M et al. (2008) Assessment of early continence after reconstruction of the periprostatic tissues in patients undergoing computer assisted (robotic) prostatectomy: results of a 2 group parallel randomized controlled trial. J Urol, 180: 1018.

[107] Sammon JD, Muhletaler F, Peabody JO et al. (2010) Long-term functional urinary outcomes comparing single- vs double-layer urethrovesical anastomosis: two-year follow-up of a twogroup parallel randomized controlled trial. Urology, 76: 1102.

[108] Eastham JA, Kattan MW, Rogers E et al. (1996) Risk factors for urinary incontinence after radical prostatectomy. J Urol, 156: 1707.

[109] Bortolotti A, Bernardini B, Colli E et al. (2000) Prevalence and risk factors for urinary incontinence in Italy. Eur Urol, 37: 30.

[110] Irwin DE, Milsom I, Hunskaar S et al. (2006) Population-based survey of urinary incontinence, overactive bladder, and other lower urinary tract symptoms in fi ve countries: results of the EPIC study. Eur Urol, 50: 1306.

[111] Moore KN, Truong V, Estey E et al. (2007) Urinary incontinence after radical prostatectomy: can men at risk be identifi ed preoperatively? J Wound Ostomy Continence Nurs, 34: 270.

[112] Anast JW, Sadetsky N, Pasta DJ et al. (2005) The impact of obesity on health related quality of life before and after radical prostatectomy (data from CaPSURE). J Urol, 173: 1132.

[113] Nilsson AE, Schumacher MC, Johansson E et al. (2011) Age at surgery, educational level and long-term urinary incontinence after

radical prostatectomy. BJU Int，108：1572.

[114] Lepor H，Kaci L（2004）The impact of open radical retropubic prostatectomy on continence and lower urinary tract symptoms：a prospective assessment using validated self-administered outcome instruments. J Urol，171：1216.

[115] Litwin MS，Pasta DJ，Yu J et al.（2000）Urinary function and bother after radical prostatectomy or radiation for prostate cancer：a longitudinal，multivariate quality of life analysis from the Cancer of the Prostate Strategic Urologic Research Endeavor. J Urol，164：1973.

[116] Ahlering TE，Eichel L，Edwards R et al.（2005）Impact of obesity on clinical outcomes in robotic prostatectomy. Urology，65：740.

[117] Begg CB，Riedel ER，Bach PB et al.（2002）Variations in morbidity after radical prostatectomy. N Engl J Med，346：1138.

[118] Kang DC，Hardee MJ，Fesperman SF et al.（2010）Low quality of evidence for robot-assisted laparoscopic prostatectomy：results of a systematic review of the published literature. Eur Urol，57：930.

第二部分

诊断检查

5. 临床评估及辅助检查

多娜泰拉·皮斯托莱西　卡拉·马里亚尼　切萨雷·塞利

5.1 引言

男性压力性尿失禁(SUI)的病因可能与人口因素有关,比如老龄化和肥胖[1],也和逐渐增多的前列腺疾病的治疗有关。

更具体地说,SUI 的病因可能与良性前列腺增生症和前列腺癌手术有关。根据美国泌尿学会(AUA)指南,经尿道前列腺电切除术(TURP)后 SUI 的发生率很低(<3%)[2],最近的一项研究显示发生率<0.5%[3]。也有报道称内镜手术如经尿道前列腺切开术和激光消融术时 SUI 发生率很低。相反的,根治性前列腺切除术后尿失禁的发生率较高,早期压力性尿失禁的发生率为 0.8%~87.0%。如此大的范围很大程度上可能取决于外科医生的统计偏差以及缺乏对"尿失禁"一词的标准定义[4-7]。

已证实耻骨后根治性前列腺切除术(RRP)后尿失禁的病因是尿道外括约肌缺陷[8-14]和膀胱功能障碍相关。前列腺切除术后尿失禁的确切病因尚不清楚,还需要进一步研究,但膀胱颈功能障碍和术中神经、括约肌的损伤是导致该疾病的原因[15,16]。在这方面,尿道括约肌功能障碍可能是由于手术直接对肌肉和神经损伤所致[17]。根据一个新观点,尽管括约肌功能良好,尿失禁也可能由外科手术导致的括约肌松弛所致[18, 19],这是由于手术导致男性控尿整体结构系统发生了变化。

手术技巧比如膀胱颈保留可以改善早期尿失禁率,但从长远来看,保留和不保留膀胱颈的结果几乎是相同的[20-23]。此外,有报告称影响括约肌功能的另一个主要因素是功能性尿道长度——其长度下限为 28 mm[24],尽管这一尿动力学参数的影响尚未明确[13, 25]。

有必要了解尿失禁的分类(急迫性尿失禁、充盈性尿失禁和压力性尿失禁)。急迫性尿失禁和充盈性尿失禁可能与 SUI 相混淆,后者只是尿失禁的一种类型。

尿失禁的具体类型可以通过包括早期诊断在内的两步评估法来确定,随后进行一线治疗。假设一线治疗失败,根据欧洲泌尿外科协会(EAU)和国际尿控协会(ICS)指南,建议专业临床评估。

初步评估包括病史、体格检查、问卷调查、排尿日记、尿垫试验、尿液分析、实验室检查和残余尿测定。

专业评估包括尿动力学检查、内镜检查(尿道膀胱镜)、成像(尿道膀胱造影、磁共振成像 和超声)(图 5-1)。

作为通用的研究推荐,在早期评估中,应该对疾病的定义、症状出现的频率、严重程度和不适程度等进行标准量化命名。指南要明确与尿急和其他膀胱感觉症状相关的常见医学术语。问卷调查应作为下尿路症状描述的工具,以便更好地诊断。准确的病史和体格检查是进行精准诊断和采取非侵入性保守治疗或药物治疗的前提条件。如果需要采取复杂的药物治疗措施时,更多的侵入性检查必须进行。

5.2 初步评估

5.2.1 病史

临床上评估男性尿失禁患者时,首先要详细了解患者病史,重点询问泌尿系统、前列腺疾病的家族史(良性前列腺增生症和癌症)、膀胱功能障碍的病因、手术史或放疗史以及排便和性生活习惯。做过前列腺手术的患者,应详细描述其病史,良性前列腺增生患者应说明内窥镜手术的类型(TURP、TUIP、绿光激光、钬激光),前列腺癌患者应说明开放手术的类型、具体的手术方式(耻骨后、会阴、腹腔镜或机器人)。如为前列腺癌根治术,应评估前列腺癌分型和并发症,如果放疗还需评估类型和射线量。

此外,应详细评估患者具体用药物情况,如 α-肾上腺素阻断剂和激动剂、血管紧张素转换酶抑制剂、利尿剂、抗胆碱能药物、精神药物和钙通

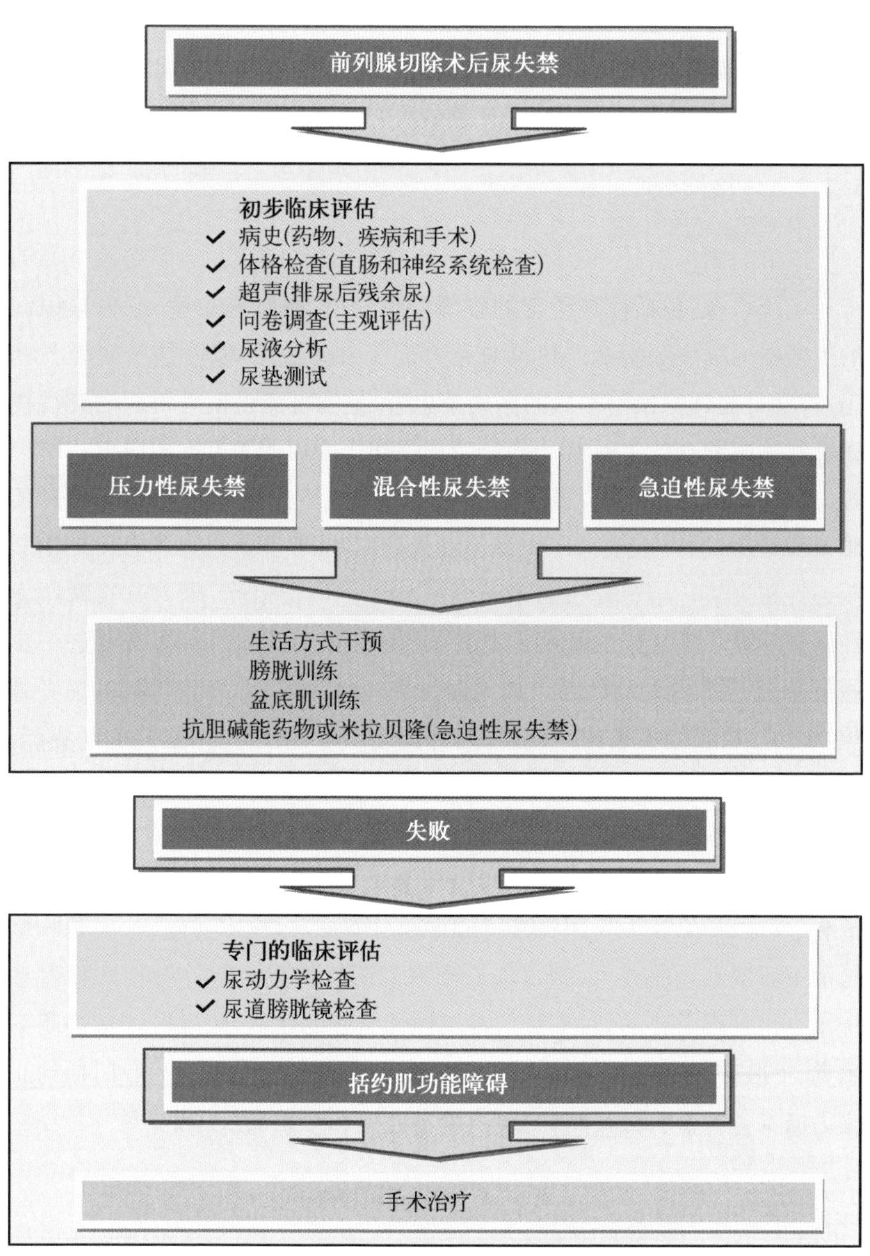

图 5－1　男性尿失禁的初步和专业评估与管理

（基于欧洲泌尿外科协会 2014 年指南）

道阻断剂，以排除对下尿路功能的所有不良反应[26]。

为了对患者提供更好的咨询和护理，详细的病史有助于将 UI 分为压力性尿失禁(SUI)、急迫性尿失禁(UUI)或混合性尿失禁(MUI)。

5.2.2 体格检查

本节的侧重点是一般体格检查，如直肠指检(DRE)、会阴部及下肢的神经系统检查，包括检查所有的腹部手术瘢痕、膀胱充盈度、尿失禁引起的生殖器周围皮肤病变。建议对患者进行腹部触诊，以评估膀胱充盈状态，特别是前列腺根治术后的尿失禁患者，他们可能是梗阻引起的充盈性尿失禁。应检查外生殖器，评估先天性畸形、可翻下的包皮和尿道口的位置。只要膀胱足够充盈，可让患者取仰卧位或直立位，通过腹部用力(使用 Valsalva 动作)或咳嗽压力试验寻找漏尿，能够非常可靠和方便地诊断压力性尿失禁。与更复杂的多通道尿动力学检查相比，压力试验对压力性尿失禁显示出良好的敏感性和特异性。不能明确诊断时，需要进一步做尿动力学评估确定诊断。如果膀胱充盈(但未接近突然排尿)，患者卧位，放松盆底肌并咳嗽；如果患者仰卧位无漏尿，则应在站立位重复测试。患者双腿张开，尿垫放在地板上的布或床单上，以检查是否有漏尿。如果咳嗽时有尿液渗漏，咳嗽停止时没有，则压力性尿失禁的测试结果为阳性。

如果没有漏尿或延迟漏尿(5～15 秒)，表明测试结果为阴性，大多数情况下可以排除压力性尿失禁。如果膀胱空虚，咳嗽不强烈，盆底肌收缩抵消了尿道括约肌无力，则可能会出现假阴性结果。有针对性的神经系统检查也是很重要的，对于疑似神经源性膀胱的病例，医生应评估会阴部感觉、下肢神经肌肉功能和肛门括约肌张力(神经病变患者的肛门括约肌张力通常会降低)，以及整体情况、精神状态和步态(表 5-1)[27]。

表 5-1 神经系统检查

	唤 醒	反 射 结 果	受影响的脊髓断面
提睾肌反射	大腿内侧近端蠕动的皮肤	提睾肌收缩睾丸上缩	L1～L2

续 表

	唤　醒	反 射 结 果	受影响的脊髓断面
阴茎海绵体反射	龟头的压迫或感觉刺激	肛门括约肌的收缩	S1～S4
肛门反射	用木棒压迫或感觉刺激龟头	肛门括约肌的收缩	S5

5.2.3　问卷调查

医生用标准化的方式收集调查问卷，以记录患者的症状，包括生活质量及严重程度，从而监测尿失禁与时间的关系并评价疗效。问卷需使用同一语种进行疗效评价，并记录任何变化。其他诊断工具包括量表、指数、症状评分、症状问卷、患者填报结果（PROMS）或健康相关生活质量（HRQoL）问卷。HRQoL 问卷可分为一般的（如 SF－36）和特定条件的（如尿失禁影响问卷、King's 健康问卷、OAB－q）。其他问卷包括最常用的国际前列腺症状评分（IPSS）（尽管它没有考虑到急迫性尿失禁的症状）、ICS 男性问卷和 ICIQMLUTS。最后一份问卷能够了解急迫性尿失禁的症状，并可根据排尿和尿失禁的分值进行评估。许多作者对前列腺切除术后的尿失禁进行了评估，但缺乏可靠的症状评分，并强调了尿动力测试的重要性[11, 28]。

5.2.4　排尿日记

排尿日记是记录尿失禁频率与尿急等症状的半客观方法。男性尿失禁评估的一项重要内容是描述尿失禁的类型与严重程度。为了评估严重程度，患者必须写下每天失禁次数、保护措施的类型（护垫、阴茎夹、避孕套导管）以及尿失禁对日常活动的影响。排尿日记也被称为排尿时间表、尿频/尿量表或膀胱日记。排尿日记已经成为标准化的术语[29, 30]。在排尿日记图表中记录排尿次数（至少连续 24 小时），24 小时内的排尿量和排尿时间。排尿日记提供关于尿垫使用、尿失禁和尿急的程度、液体摄入的信息，可以是电子的或纸质的日记，时间从较短（3 或 5 天）到较长（7

天),对其准确性和患者偏好的评价都有各种报道[31, 32]。目前对排尿日记记录时间的长短和由此获得的数据与一些症状的相关性上还没有达成共识。

总的来说,排尿日记对于评估应答反应的治疗效果是非常有用的。

5.3 尿垫试验

男性漏尿量可以通过使用尿垫来客观地进行计量。尿垫计量是通过对会阴部的尿垫进行使用前后的称重,计算出漏出的尿量。因为患者使用不同类型和大小的尿垫,而且数量和时间并不完全可靠,最多只能测量其中的38%。此外,部分患者因为忍受不了少量尿液的漏出带来的困扰,在尿垫被浸湿之前就频繁地更换,而那些老年患者由于更换尿垫的频率较低,在更换前就已经有较多尿液溢出。事实上,有些尿失禁患者因为漏尿才用尿垫,此时佩戴尿垫只是为了安全保护(安全垫)。尿垫测试可以是短时(1 小时)或长时间测试(通常在家中进行 24～48 小时)。Groutz 等人对尿垫计量和排尿日记的可靠性进行了评估,肯定上述方法是对 24、48 和 72 小时内尿失禁的可靠测量措施。记录时间在控制在 48 小时或 72 小时是可靠的,相反地,更长时间的记录通常会影响患者的依从性[33]。接受标准 ICS 1 小时尿垫试验的患者,要求在来医院前 15 分钟喝 500 mL 水,在膀胱充盈情况下到医院,经腹部超声证实膀胱容积大于 200 mL 时,穿上预先称好重量的尿垫,告知患者不要收缩盆底肌以避免常见的"漏尿"现象。在做完标准的 ICS 激发运动后,例如咳嗽、拿起重物、在低矮的凳子上上下下、屈膝、坐/站、跑步或就地行走 1 分钟以及在冷水中洗手 1 分钟(每项运动进行 10 次),再次称尿垫的重量后计算漏尿量[34]。尿垫重量增加＞1 g 被认为是 1 小时测试阳性,而尿垫重量增加＞4 g 是 24 小时测试阳性。每增加 1 g 的重量被认为等于 1 mL 的尿液漏出。在 1 小时尿垫测试的分析中,1～10 g 的增加被归类为轻度失禁,11～50 g 为中度失禁,＞50 g 为重度失禁。24 小时尿垫试验尿失禁分类如下:轻度(4～20 g/24 小时)、中度(21～74 g/24 小时)和重度(＞75 g/24 小时)[35]。在另一项研究中,有人提议以 250 mL 的尿液临界值来区分轻度与重度漏尿[36]。一些作者报告了 20 分钟尿垫测试在评估前列腺切除术后尿失禁技术的可行性[37]。

5.3.1 尿液分析

有关尿失禁管理的指南建议患者在尿路感染高发的情况下应进行尿常规检查[38, 39]。

对中段尿标本进行尿液分析是一种廉价的诊断方法,可以确定是否存在尿路感染、蛋白尿、血尿和尿糖,但其敏感性和特异性相对较低。由于这些原因,有必要进行显微镜检查和其他检查,以确认在试纸分析中发现的任何异常情况,完整的尿液分析包括物理、化学和显微镜下的尿液检查。

对于有吸烟史、血尿和尿急症状的男性患者,也建议进行尿液细胞学检查以排除膀胱癌。

5.3.2 实验室检查

目前,不推荐通过实验室检查对尿失禁患者进行诊断评估。然而,对于患有 LUTS 和 BPH 且预期寿命大于 10 年的男性,倾向于检测 PSA,因为对他们来说,前列腺癌的诊断将改变治疗方案。

由于流行病学研究表明,(BPO/BPE)前列腺增生症与慢性肾脏疾病之间没有任何关联,因此,对男性患者进行肾功能筛查是不合理的[40]。MTOPS 研究数据显示,LUTS 男性患者新发肾衰竭的风险小于 1%[41]。

5.3.3 残余尿量

残余尿量(PVR)是指排尿后留在膀胱内的尿液量。PVR 通常与 UI 症状有关,表明排尿功能低下,这可能是继发于逼尿肌力量不足或膀胱出口梗阻。PVR 会导致上尿路扩张、肾功能恶化。

测量 PVR 的最佳方法是通过腹部超声(US)或通过导尿管测量[42-47]。

国际男性前列腺增生咨询委员会[48]定义 PVR 超过 50～100 mL 为异常。

对男性尿失禁患者是否测定 PVR 取决于患者症状或体格检查结果。

当怀疑膀胱排空功能下降时，尤其是计划行降低膀胱收缩力或增加特定尿失禁患者膀胱出口阻力的治疗时，应进行 PVR 检查。

5.4 专项评估：其他辅助检查

5.4.1 尿道膀胱镜检查

膀胱镜检查于 1805 年由 Bozzini 提出，是一种用于评估下尿路疾病的内窥镜检查方法[49]。尿道膀胱镜检查已被用于尿失禁的评估(尽管其常规应用并没有充分的证据)，以评估后尿道、医源性外括约肌损伤情况、解剖学位置和膀胱尿道吻合口狭窄情况。根治性前列腺切除术后 UI 的病理生理机制尚不清楚，但主要原因似乎是内括约肌功能缺陷。Gozzi 和 Rehder 提出，根治性前列腺切除术后尿失禁也可能与括约肌脱垂有关，通过经尿道吊带重建可能实现尿控[50-52]。

在尿失禁修复术的术前检查中，可以用动态和静态尿道膀胱镜来评估括约肌的功能和后尿道的活动度。一种有创意和有用的做法是：进行动态膀胱镜检查时，用手重新定位尿道来观察括约肌区域："重新定位试验"(人工抬高会阴部中央肌腱)(图 5－2 和图 5－3)。如果保留的括约肌功能良好，即便后尿道移动，括约肌也会自主同心闭合(图 5－4)。此外，随着会阴部抬高，这些患者括约肌收缩更强、时间更长。如果括约肌部分

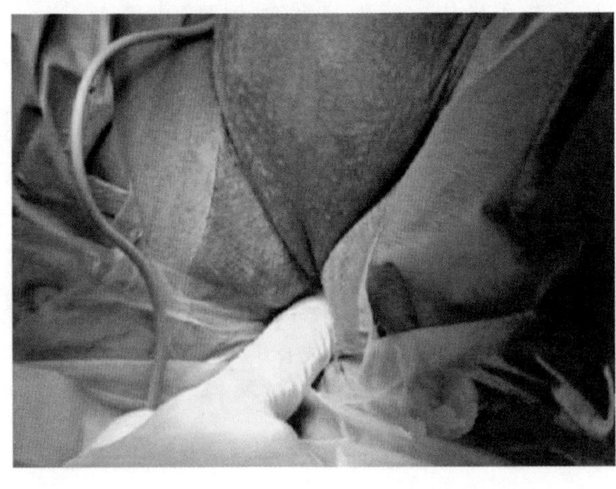

图 5－2 重新定位测试

会阴部中央肌腱的手动推举。

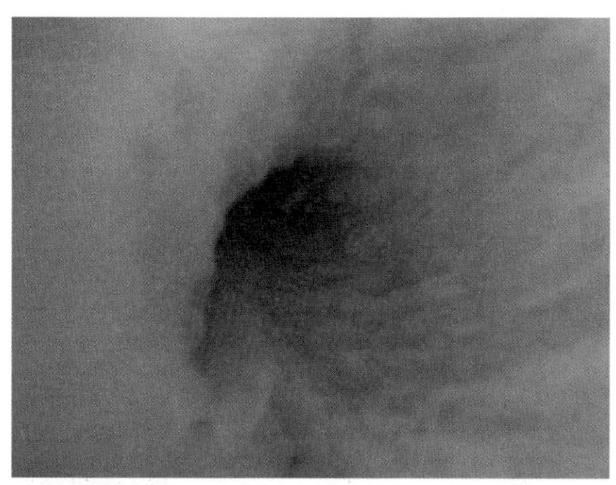

图 5-3　尿道镜检查
休息时尿道括约肌开放。

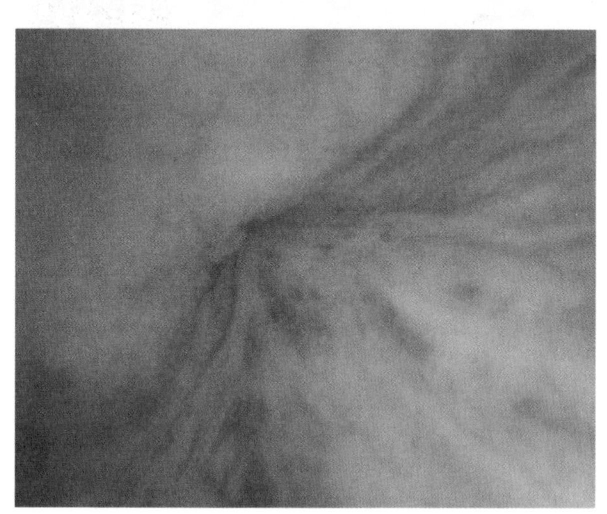

图 5-4　尿道镜检查
括约肌以同心的方式自主关闭，继而手动重新定位。

缺陷，只有通过人工抬高会阴部才能实现有效的同心闭合。总之，尽管还没有被标准化，这种重新定位测试法在手术前模拟悬吊术对判断手术效果显示了积极结果[53]。

在膀胱镜检查中，建议通过测定逆行漏点压力（RLPP）来评估内括约肌的功能。将仪器的顶端放置在括约肌前面，抬高生理盐水，直到液体通过皮管流入尿道。RLPP 是一个压力值，由耻骨联合上方液体柱的高度表示，在这个高度，水滴停止，而膀胱镜检查显示括约肌关闭。根据人工尿道括约肌（AUS）装置的数据，最初选择 60 cmH_2O 作为临界值[54, 55]（图 5-5）。该测试在悬吊术定位中经常使用，以利于更好地确定网片的张力。

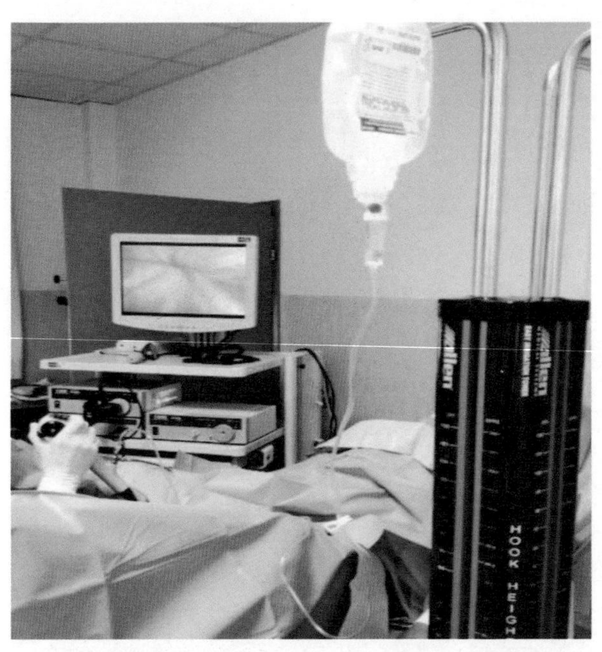

图 5-5　视觉控制下的逆行漏尿点压(RLPP)

还需要进一步的研究来证实尿失禁的病理生理改变，并支持内镜检查在评估尿失禁患者中的作用。

5.4.2　排泄性膀胱造影(MCU)

膀胱造影是一种历史悠久的、在站立位和卧位下进行的、能提供尿道和膀胱形态及是否有输尿管反流和残余尿等基本信息的放射检查方法。

特别是，膀胱尿道造影是评估耻骨后根治性前列腺切除术后常见的并发症-吻合口狭窄的重要检查方法，其发生率为 0.48%～32%，吻合口狭窄可导致严重的排尿功能障碍。

该检查的诱发试验可以评估膀胱颈的形态和活动度，以及在静止状态和张力状态下是否存在漏尿[56]。

此外，会阴抬举试验显示了膀胱颈的位置改变对漏尿的影响(图 5-6)。

5.4.3　磁共振成像

为了提高对引起 UI 的解剖和功能异常的认识，应该进行影像学检

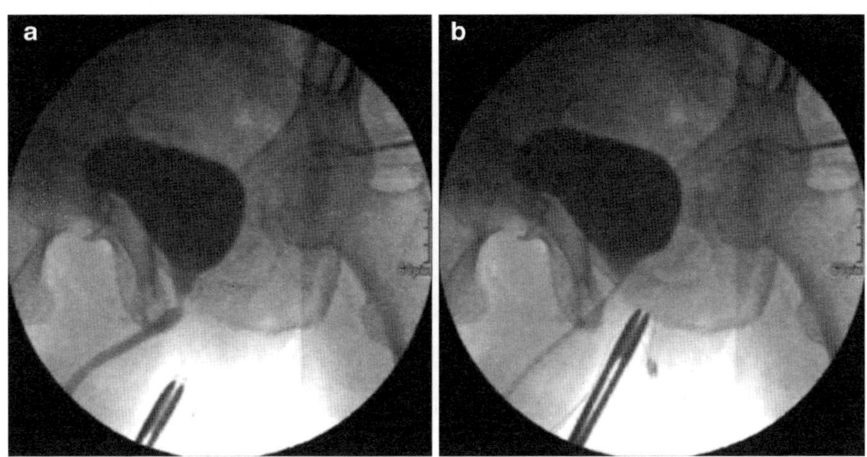

图 5-6　Valsalva 动作时的膀胱尿道造影

Valsalva 动作时的膀胱尿道造影显示，后尿道移动并有漏尿(a)。会阴抬举试验时膀胱造影显示膀胱颈位置改变，漏尿减少(b)。

查。影像学检查也可用于研究下尿路症状和治疗结果之间的相关性。

根据最新的指南，尤其在女性的 UI 评估中，超声和磁共振成像(MRI)已经取代了 X 线检查。这两种方法都比较安全，可以提供关于肾脏、膀胱颈和盆底的定性和定量数据。从理论上讲，超声检查比 MRI 更好，因为应用范围更广、三维动态图像的成本更低，但它依赖于操作者。静态或动态的 MRI，在观察者之间的报告解读有很大的差异[57]，而且几乎没有证据支持其在 UI 治疗中的有效性。

然而，人们普遍认为 MRI 可以提供良好的整体盆底评估，包括女性的 POP、排便功能和盆底支持的完整性，特别是在 RRP 术后[58]。静态 MRI 对盆腔解剖结构有很好的描述，可以确定术前和术后单一结构的影响，例如外括约肌、尿道长度或神经血管束[59-61]。一些影像学研究证实了女性括约肌体积和功能之间的关系[62]，以及男性和女性的括约肌体积和手术效果的关系[63, 64]。MRI 可用于评估男性盆底解剖结构，特别是术前和术后尿道膜部长度的差异，以及尿道和尿道周围组织的纤维化[65]。

不论手术方式如何，强有力的证据表明尿道过度活动时，动态 MRI 均未显示尿道和膀胱颈在解剖数据上有统计学差异，尽管以前曾被认为是前列腺根治术术后尿失禁的一个潜在因素[66]。

Pistolesi 等人在 MRI 动态研究中观察到悬吊术后(使用 Valsalva 动作收缩盆底肌)与手术前的检查结果相比,3/5 的控尿患者出现了膀胱颈明显抬高,而 2/5 的患者没有明显的位置变化。在 3 名尿失禁的患者中,没有观察到膀胱颈位置的改变[67]。

Soljanik 及其同事在功能 MRI 上观察到悬吊术后的膀胱后壁、膀胱颈和外尿道括约肌明显升高;悬吊术失败与术前和术后尿道周围组织纤维化的严重程度有关,而与这些结构的解剖位置无关[68]。

一些作者用 MRI 来评估尿道中段悬吊术吊带的位置对 SUI 疗效的影响。有报道认为吊带放置于尿道中段可降低尿道中段的活动度,但没有降低膀胱颈的活动度[69]。此外,尿道中段吊带和耻骨的位置也与 UI 治疗效果有关[70]。另一项研究用 MRI 评估了经闭孔悬吊术后球部尿道长度在治疗前列腺根治术后尿失禁中的作用,并发现其与功能结果呈正相关[67](图 5-7)。

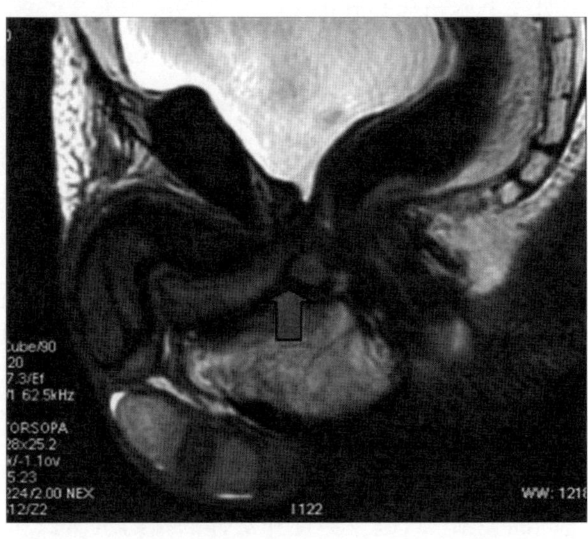

图 5-7 悬吊术后失禁患者的磁共振成像

尿控患者在放置吊带后矢状面 T2w CUBE 图像上的典型 MRI 实例。在本例中,吊带以线性低密度的形式清晰可见(箭头),近端球部表现良好。

Papin 等人评估了前列腺切除术后尿失禁患者吊带和尿道括约肌之间的解剖关系,并进行了描述:吊带的位置始终可见,当位置正确时,吊带在尿道后部[71]。

悬吊术后尿失禁患者的 MRI 可以为根治性前列腺切除术后 SUI 的进一步手术治疗提供指导。如果吊带后尿道球部的长度不合适,可以重新进行悬吊手术。而如果长度足够，尿道的重新定位不足以补偿严重的括约肌缺损，在这种情况下，需要更换解决方案，如人造括约肌[72]。

然而，没有影像学检查可以预测 UI 治疗的结果。

5.5 超声检查

早在 1980 年[73]，超声检查就已用于评估尿失禁，其被认为是测定膀胱容量和残余尿量的金标准技术。随着时间的推移，新的检查方法应用于临床，包括造影、彩色多普勒、360°换能器以及三维和四维成像。这些方法使超声检查在评估下尿路和盆底疾病方面得到了更广泛的应用。

可选择经腹部、直肠和会阴不同的成像方法。三维超声系统的发展(1999 年对女性尿道进行了描述)[74]提高了盆腔器官和盆底研究的准确性，而且不需要导尿，在所有类型的超声检查中都很容易看到膀胱、膀胱颈和近端尿道。检查通常在静息和运动状态(Valsalva 动作)下进行。

临床上经会阴部的超声检查和尿动力检查在男性和女性的诊断中一样有效。Kirschner Hermanns 研究了经会阴超声检查在男性有和没有前列腺切除术后尿失禁的可行性和可重复性。研究结果清楚地表明，在前列腺根治术后的男性患者中，可以看到近端尿道活动度过大和膀胱颈口的开放，以及术后尿道和尿道周围纤维化，如果放置了尿道吊带，还可以看到尿道吊带的位置。

此外，经会阴超声检查结果是可重复的，有助于确定不同手术方法的危险因素[75]。

Chan 和 Tse 发现，经会阴超声是评价合成材料制成的男性尿道吊带的一种好的影像评估方法，并可能在评估吊带失败的患者中发挥作用。Valsalva 动作时，吊带手术成功的患者可观察到经尿道吊带对尿道的动态压迫，但在失败的吊带手术患者中无此表现，表明这可能是男性经尿道吊带的一种作用机制[76]。超声检查能以较低的费用和较广的适用范围获取图像，为此，它比 MRI 更受欢迎。

(杨剑辉 译　何建华 审)

参考文献

[1] Stothers L, Thom D, Calhoun E (2005) Urologic diseases in America project: urinary incontinence in males — demographics and economic burden. J Urol, 173(4): 1302 - 1308.

[2] AUA guideline on management of benign prostatic hyperplasia (2003) Chapter 1: Diagnosis and treatment recommendations. AUA Practice Guidelines Committee. J Urol, 170 (2 Pt 1): 530 - 547.

[3] Rassweiler J, Teber D, Kuntz R, Hofmann R (2006) Complications of transurethral resection of the prostate (TURP)-incidence, management, and prevention. Eur Urol, 50(5): 969 - 979.

[4] Augustin H, Pummer K, Daghofer F, et al. (2002) Patient selfreporting questionnaire on urological morbidity and bother after radical retropubic prostatectomy. Eur Urol, 42: 112 - 117.

[5] Burkhard FC, Kessler TM, Fleischmann A, et al. (2006) Nerve-sparing open radical retropubic prostatectomy — does it have an impact on urinary continence? J Urol, 176: 189 - 195.

[6] Penson DF, McLerran D, Feng Z et al. (2005) Five-year urinary and sexual outcomes after radical prostatectomy: results from the prostate cancer outcomes study. J Urol, 173: 1701 - 1705.

[7] Rudy DC, Woodside JR, Crawford ED (1984) Urodynamic evaluation of incontinence in patients undergoing modified Campbell radical retropubic prostatectomy: a prospective study. J Urol, 132: 708 - 712.

[8] Ficazzola MA, Nitti VW (1998) The etiology of post-radical prostatectomy incontinence and correlation of symptoms with urodynamic findings. J Urol, 180: 1317 - 1320.

[9] Chao R, Mayo ME (1995) Incontinence after radical prostatectomy: detrusor or sphincteric causes. J Urol, 154: 16 - 18.

[10] Dasautel MG, Kappor R, Balani GH (1997) Sphincteric incontinence: the primary cause of post-prostatectomy incontinence in patients with prostate cancer. Neurourol Urodynam, 16: 153 - 160.

[11] Hammerer P, Huland H (1997) Urodynamic evaluation of changes of urinary control after radical retropubic prostatectomy. J Urol, 157: 233 - 236.

[12] Goluboff ET, Chang DT, Olsson CA et al. (1995) Urodynamics and

the etiology of postprostatectomy urinary incontinence. The initial Columbia experience. J Urol, 153: 1034 - 1037.

[13] Kleinhans B, Gerharz E, Melekos M et al. (1999) Changes of urodynamic findings after radical retropubic prostatectomy. Eur Urol, 35: 217 - 222.

[14] Winters JC, Appell RA, Rackley RR (1998) Urodynamic findings in post-prostatectomy incontinence. Neurourol Urodynam, 17: 493 - 498.

[15] Khan Z, Mieza M, Starer P et al. (1991) Post-prostatectomy incontinence: a urodynamic and fluoroscopic point of view. Urology, 38: 483 - 488.

[16] Foote J, Yun S, Leach GE (1991) Post-prostatectomy incontinence. Pathophysiology, evaluation, and management. Urol Clin North Am, 18: 229 - 241.

[17] Carlson KV, Nitti VW (2001) Prevention and management of incontinence following radical prostatectomy. Urol Clin North Am, 28: 595 - 612.

[18] Groutz A, Blaivas JG, Chaikin DC, et al. (2000) The pathophysiology of post-radical prostatectomy incontinence: a clinical and video urodynamic study. J Urol, 163: 1767 - 1770.

[19] Noguchi M, Shimada A, Nakashima O, et al. (2006) Urodynamic evaluation of a suspension technique for rapid recovery of continence after radical retropubic prostatectomy. Int J Urol, 13: 373 - 378.

[20] Licht MR, Klein EA, Tuason L, et al. (1994) Impact of bladderneck preservation during radical prostatectomy on continence and cancer control. Urology, 44: 883 - 887.

[21] Wille S, Varga Z, von Knobloch R, et al. (2005) Intussusception of bladder neck improves early continence after radical prostatectomy: results of a prospective trial. Urology, 65: 524 - 527.

[22] Poon M, Ruckle H, Bamshad BR, et al. (2000) Radical retropubic prostatectomy: bladder-neck preservation versus reconstruction. J Urol, 163: 194 - 198.

[23] Brasa KG, Petsch M, Lim A, et al. (1995) Bladder neck preservation following radical prostatectomy: continence and margins. Eur Urol, 28: 202 - 208.

[24] Ravery V (2005) How to preserve continence after radical prostatectomy.

Eur Urol Suppl, 4(4): 8 - 11.

[25] Hellstrom P, Lukkarinen O, Kontturi M (1989) Urodynamics in radical retropubic prostatectomy. Scand J Urol Nephrol, 23: 21 - 24.

[26] Abrams P, Cardozo L, Saad K, et al. (2013) Incontinence 5th Edition. ICUD - EAU.

[27] Agarwal P, Rosenberg ML (2003) Neurological evaluation of urinary incontinence in the female patient. Neurologist, 9: 110 - 117.

[28] Winters JC, Appell RA, Rackley RR (1998) Urodynamic findings in postprostatectomy incontinence. Neurourol Urodyn, 17(5): 493 - 498.

[29] Abrams P, Cardozo L, Fall M et al. (2002) The standardisation of terminology of lower urinary tract function: report from the Standardisation Sub-committee of the International Continence Society. Neurourol Urodyn, 21(2): 167 - 178.

[30] Haylen BT, de Ridder D, Freeman RM et al. (2010) An International Urogynecological Association (IUGA)/International Continence Society (ICS) joint report on the terminology for female pelvic floor dysfunction. Neurourol Urodyn, 29(1): 4 - 20.

[31] Brown JS, McNaughton KS, Wyman JF et al. (2003) Measurement characteristics of a voiding diary for use by men and women with overactive bladder. Urology, 61(4): 802 - 809.

[32] Nygaard I, Holcomb R (2000) Reproducibility of the seven-day voiding diary in women with stress urinary incontinence. Int Urogynecol J Pelvic Floor Dysfunct, 11(1): 15 - 17.

[33] Groutz A, Blaivas JG, Chaikin DC et al. (2000) Non invasive outcome measures of urinary incontinence and lower urinary tract symptoms a multicenter study of micturition diary and pad tests. J Urol, 184: 698.

[34] Abrams P, Blaivas JG, Stanton SL, et al. (1990) Standardisation of terminology of lower urinary tract function. Quantification of urinary loss. Br J Obstet Gynaecol, 97(Suppl 6): 1 - 16.

[35] Krhut J, Zachoval R, Smith PP, et al. (2014) Pad Weight Testing in the Evaluation of urinary Incontinnece. Neurourology and Urodynamics, 33: 507 - 510.

[36] Brandes SB, Bullock AD (2007) Update on male urinary stress incontinence. Missouri Med, 104: 425 - 429.

[37] Machold S, Olbert PJ, Hegele A, et al. (2009) Comparison of a 20-min

pad test with the 1-hour pad test of international continence society to evaluate post prostatectomy incontinence. Urol Int, 83: 27 - 32.

[38] Gerber GS, Goldfischer ER, Karrison TG, et al. (1997) Serum creatinine measurements in men with lower urinary tract symptoms secondary to benign prostatic hyperplasia. Urology, 49: 697 - 702.

[39] Roehrborn CG, Bartsch G, Kirby R et al. (2001) Guidelines for the diagnosis and treatment of benign prostatic hyperplasia: a comparative, international overview. Urology, 58: 642 - 650.

[40] Rule AD, Jacobson DJ, Roberts RO, et al. (2005) The association between benign prostatic hyperplasia and chronic kidney disease in community-dwelling men. Kidney Int, 67: 2376 - 2382.

[41] McConnell J, Roehrborn C, Bautista OM et al. (2003) The long term effects of doxazosin, finasteride and combination therapy on the clinical progression of benign prostatic hyperplasia. New Engl J Med, 349: 2387 - 2398.

[42] Goode PS, Locher JL, Bryant RL et al. (2000) Measurement of postvoid residual urine with portable transabdominal bladder ultrasound scanner and urethral catheterization. Int Urogynecol J Pelvic Floor Dysfunct, 11(5): 296 - 300.

[43] Griffiths DJ, Harrison G, Moore K et al. (1996) Variability of post-void residual urine volume in the elderly. Urol Res, 24(1): 23 - 26.

[44] Marks LS, Dorey FJ, Macairan ML et al. (1997) Three-dimensional ultrasound device for rapid determination of bladder volume. Urology, 50(3): 341 - 348.

[45] Nygaard IE (1996) Postvoid residual volume cannot be accurately estimated by bimanual examination. Int Urogynecol J Pelvic Floor Dysfunct, 7(2): 74 - 76.

[46] Ouslander JG, Simmons S, Tuico E et al. (1994) Use of a portable ultrasound device to measure post-void residual volume among incontinent nursing home residents. J Am Geriatr Soc, 42(11): 1189 - 1192.

[47] Stoller ML, Millard RJ (1989) The accuracy of a catheterized residual urine. J Urol, 141(1): 15 - 16.

[48] Chatelain C, Denis L, Foo K, et al. (2001) The urodynamic assessment of lower urinary tract symptoms. In: Abrams P, Griffiths

D, Hoefner K, Liao L, Schafer W, Tubaro A, Zimmern P (eds) Benign prostatic hyperplasia. Health Publication Ltd. , Plymouth, 227 - 281.

[49] Samplaski MK, Jones JS (2009) Two centuries of cystoscopy: the development of imaging, instrumentation and synergistic technologies. BJU Int, 103(2): 154 - 158.

[50] Stoker J, Rociu E, Zwamborn AW, et al. (1999) Endoluminal MR imaging of the rectum and anus: technique, applications, and pitfalls. Radiographics, 19: 383 - 398.

[51] Guo M, Li D (2007) Pelvic floor images: anatomy of the levator ani muscle. Dis Colon Rectum, 50: 1647 - 1655.

[52] Hsu Y, Fenner DE, Weadock WJ, et al. (2005) Magnetic resonance imaging and 3-dimensional analysis of external anal sphincter anatomy. Obstet Gynecol, 106: 1259 - 1265.

[53] Bauer RM, Mayer EM, Gratzke C, et al. (2009) Prospective evaluation of the functional sling suspension for male postprostatectomy stress urinary incontinence: results after 1 year. Eu Urol, 56: 928 - 933.

[54] Comiter CV, Sullivan MP, Yalla SV (1997) Retrograde leak point pressure for evaluating postradical prostatectomy incontinence. Urology, 49(2): 231 - 236.

[55] Comiter CV, Nitti V, Elliot C, et al. (2012) A new quadratic sling for male stress incontinence: retrograde leak point pressure as a measure of urethral resistance. J Urol, 187(2): 563 - 568.

[56] Burden H, Warren K, Abrams P (2013) Diagnosis of male incontinence. Curr Opin Urol, 23(6): 509 - 514.

[57] Lockhart ME, Fielding JR, Richter HE et al. (2008) Reproducibility of dynamic MR imaging pelvic measurements: a multi-institutional study. Radiology, 249(2): 534 - 540.

[58] Woodfield CA, Krishnamoorthy S, Hampton BS et al. (2010) Imaging pelvic floor disorders: trend toward comprehensive MRI. AJR Am J Roentgenol, 194(6): 1640 - 1649.

[59] Coakley FV, Eberhardt S, Kattan MW, et al. (2002) Urinary continence after radical retropubic prostatectomy: relationship with membranous urethral length on preoperative endorectal magnetic resonance imaging. J Urol, 168: 1032 - 1035.

[60] Song C, Doo CK, Hong JH, et al. (2007) Relationship between the

integrity of the pelvic floor muscles and early recovery of continence after radical prostatectomy. J Urol, 178: 208-211.

[61] Lee SE, Hong SK, Han JH et al. (2007) Significance of neurovascular bundle formation observed on preoperative magnetic resonance imaging regarding postoperative erectile function after nerve-sparing radical retropubic prostatectomy. Urology, 69: 510-514.

[62] Morgan DM, Umek W, Guire K et al. (2009) Urethral sphincter morphology and function with and without stress incontinence. J Urol, 182(1): 203-209.

[63] Digesu GA, Robinson D, Cardozo L et al. (2009) Three-dimensional ultrasound of the urethral sphincter predicts continence surgery outcome. Neurourol Urodyn, 28(1): 90-94.

[64] Nguyen L, Jhaveri J, Tewari A (2008) Surgical technique to overcome anatomical shortcoming: balancing post-prostatectomy continence outcomes of urethral sphincter lengths on preoperative magnetic resonance imaging. J Urol, 179(5): 1907-1911.

[65] Mikuma N, Tamagawa M, Morita K, et al. (1998) Magnetic resonance imaging of the male pelvic floor: the anatomical configuration and dynamic movement in healthy men. Neurourol Urodyn, 17(6): 591-597.

[66] Suskind AM, DeLancey JO, Hussain HK, et al. (2014) Dynamic MRI evaluation of urethral hypermobility post-radical prostatectomy. Neurourol Urodyn, 33(3): 312-315.

[67] Pistolesi D, Zampa V, Gozzi C, et al. (2014) Could the sling position influence the clinical outcome in male patients treated for urinary incontinence? A magnetic resonance imaging study with a 3 Tesla system. Urology, 83(2): 471-476.

[68] Soljanik I, Bauer RM, Becker AJ, et al. (2013) Morphology and dynamics of the male pelvic floor before and after retrourethral transobturator sling placement: first insight using MRI. World J Urol, 31(3): 629-638.

[69] Shek KL, Chantarasorn V, Dietz HP (2010) The urethral motion profile before and after suburethral sling placement. J Urol, 183(4): 1450-1454.

[70] Chantarasorn V, Shek KL, Dietz HP (2011) Sonographic appearance of

transobturator slings: implications for function and dysfunction. Int Urogynecol J, 22(4): 493 - 498.

[71] Papin G, Tissot V, Le Penndu H, et al. (2012) Evaluation du positionnement de la bandelette retro-urètrale transobturatrice par IRM pelvienne statique et dynamique. Progr Urol, 22: 602 - 609.

[72] Soljanik I, Becker AJ, Stief CG, et al. (2010) Repeat retrourethral transobturator sling in the management of recurrent postprostatectomy stress urinary incontinence after failed first male sling. Eur Urol, 58: 767 - 772.

[73] White RD, McQuown D, McCarthy TA, et al. (1980) Realtime ultrasonography in the evaluation of urinary stress incontinence. Am J Obstet Gynecol, 138(2): 235 - 237.

[74] Athanasiou S, Khullar V, Boos K, et al. (1999) Imaging the urethral sphincter with three-dimensional ultrasound. Obstet Gynecol, 94(2): 295 - 301.

[75] Kirschner-Hermanns R, Najjari L, Brehmer B, et al. (2012) Two- and three-/four dimensional perineal ultrasonography in men with urinary incontinence after radical prostatectomy. BJU Int, 109(1): 46 - 51.

[76] Chan L, Tse V (2012) 1355 Dynamic compression of the urethra — the role of US imaging in understanding how the male transobturator sling works. J Urol, 187(4 Suppl), e550.

6. 尿动力学检查的作用

吉安卡洛·维尼奥利

6.1 引言

根治性前列腺切除术后尿失禁(PPI)持续 1 年以上,通常被认为是一个特殊的问题[1]。

事实上,已被证实术后早期的 PPI 可以随着时间的推移和保守治疗(包括盆底肌训练),在术后第一年甚至在前列腺根治术后 2 年内自动恢复[2,3]。

因此,最初的工作应限于病史、体格检查、尿液分析、超声测量残余尿量、排尿日记和尿垫试验[4]。

通常情况下,抱怨 PPI 的男性会描述压力性尿失禁(SUI)的症状。这些症状与生活质量的明显下降有关[3,5]。

不同程度的膀胱过度活动和急迫性尿失禁会与压力性尿失禁并存。

如果决定在 RP 后进行尿动力学检查,检查时机建议为:有证据表明,尿失禁的恢复可以持续到 RP 后的 24 个月(12 个月为 95.2%,24 个月为 98.5%)[6-8],因此在 RP 术后 1 年进行尿动力学检查是合理的[9]。

在评估前列腺切除术后尿失禁的过程中,尿动力学检查的目的是识别漏尿的病因,同时评估那些可能影响以后治疗结果的其他因素。

治疗效果不佳是因为对疾病一知半解[10]。然而,尿动力学检查是否会改变和影响临床决策仍然不得而知。近几年来,当人们谈到尿动力学时,要么认为是正确的,要么正好相反。直到最近尿流动力学检查才被推荐用以评估尿失禁的原因[11]。然而,有报告称尿动力学检查对 PPI 手术治疗效果预测不可靠[12-14]。术前尿垫量少、PPI 症状轻,以及 RP 和 PPI

时间间隔长，对抗尿失禁手术效果的影响似乎比术前的尿动力学功能障碍更有影响[15]。

正如其他领域一样，比如女性压力性尿失禁，现在的治疗方法都没有针对性和量化，以至于潜在的功能障碍就微不足道：在任何情况下，治疗效果都是有好有坏。

6.2 前列腺切除术后尿失禁的机制

根治性前列腺切除术后的尿失禁可能继发于括约肌功能障碍(ISD)、膀胱功能障碍或两者并存。

虽然也可能存在膀胱功能障碍(如逼尿肌活动障碍、过度活动或顺应性差)，但这种情况下膀胱功能障碍很少是尿失禁的唯一原因。

最常见的 ISD 是由直接损伤、神经支配损伤或支持结构的改变造成的。大约 90%的男性 PPI 患者都有 ISD。然而，ISD 的男性患者中，只有 25%～50%伴随尿动力学上的膀胱功能障碍[16-18]。

在接受尿动力学检查的 PPI 患者中，有 30%～40%发现逼尿肌过度活动，30%～40%有逼尿肌收缩力下降，20%～25%有膀胱出口梗阻，5%有膀胱顺应性下降[13, 19, 20]。大约 15%的 PPI 患者仅表现出膀胱功能障碍而无 ISD。

最近，尿道和膀胱颈部的过度活动也被认为是前列腺切除术后尿失禁的可能原因。

6.3 PPI 中的尿动力学：技巧的要点

与前列腺完好的男性不同，根治性前列腺切除术后的男性易通过用力来启动排尿或增加尿流。

在大多数情况下，Valsalva 排尿并不反映肌肉收缩力受损，而只是对排尿出口阻力小的一种排尿反应。

当以标准方式对患有 PPI 的男性进行尿动力学检查时，有相当数量括约肌功能不全的男性不会出现尿动力学检查上的压力性尿失禁。此外，ALPP 可能会明显升高。最后，因为插着膀胱导管，尿流率可能不典型[21]。

不插管的尿动力学，只利用直肠导管来测量腹压，可能是 PPI 患者的首选方法。

实际上，第二次膀胱灌注量只需达到第一次灌注膀胱容量的 50%～75%即可，然后拔掉膀胱导管。ALPP 的评估方式与标准检查相同，其数值由直肠导管记录的压力决定（pabd）。在充盈期结束时，自行排尿，记录排尿量和最大自由尿流率（自由 Qmax）。

无论是否存在导尿管，渗漏的尿液都不会出现在外部尿道口，从而导致对 SUI 的诊断不足和 ALPP 的测量不准确。

由于少量的造影剂会通过外括约肌进入球部尿道，因此影像动态检查可以提高对轻微 SUI 的检测灵敏度。

此外，出口/吻合口的影像和自由 Qmax 可用于梗阻的列线图诊断，或在临床上将这些患者重新归为临床无梗阻型。更具体地说，如果自由 Qmax 保持在较低水平，并且在影像检查中看到吻合口狭窄，那么这些患者就被归为临床梗阻型。相反，如果游离 Qmax 与插管时的值相比有很大的增加，而影像检查显示没有明显的狭窄，那么这些患者就被重新归类为临床上无梗阻型。

6.4 括约肌缺陷的量化

6.4.1 基本原理

目前，根治性前列腺切除术后压力性尿失禁的手术治疗可分为微创和侵入性治疗。微创治疗包括注射尿道膨胀剂、男性尿道下段吊带和可调式可调控尿道球囊。侵入性治疗包括人工尿道括约肌植入术，这仍然是 PPI 的黄金标准和最有效的治疗方法。理论上讲，括约肌无力的程度决定了压力性尿失禁的治疗方案。

然而，对微创治疗的需求正在增加，许多泌尿科医生认为男性尿道下段吊带是一种可接受的 PPI 治疗方法。男性吊带通常被推荐给持续的轻度或中度尿失禁患者。因此，需要更好地了解括约肌无力的程度，这能帮助外科医生对治疗方案的选择。

6.4.2 技术

已经报道了几种尿道括约肌功能和解剖学的评估技术，包括括约肌肌电图、ALPP、尿道压力测量法（UPP）、尿道造影以及最近的磁共振成像（MRI）。括约肌肌电图和尿道造影的应用有限。ALPP 和 UPP 是最适宜的技术。MRI 和 UPP 可能也是等待 RRP 患者的最有价值的术前诊断工具。然而，需要进行更多更全面的研究，以显示尿流动力学和影像学在等待 RRP 患者术前工作中的确切作用，而对于这些患者来说，术后尿失禁是最担心的问题[22]。

6.4.2.1 ALPP

腹压漏尿点压力（ALPP）通常适用于评估括约肌功能障碍和程度的尿动力学参数[23]。

ALPP 是指在没有逼尿肌收缩的情况下引起漏尿的最低膀胱内压力。该测量方法是通过插入导尿管（7～10 F 大小），以 50 mL/min 的速度充盈膀胱。一旦膀胱充盈到 150 mL，要求患者做逐渐增加力度的 Valsalva 动作。至少进行 3 次 ALPPs，并记录最低的一次。如果没有发生压力性尿失禁，则增加 50 mL 的容量速度重复测试，直到漏尿。

在最近一项关于 PPI 的尿动力学评估中，SUI 患者的平均 ALPP 为 59 cmH_2O（范围为 10～200 cmH_2O）[24]。

导尿管对 ALPP 影响很大。大约 35%的患者只有在拔掉导尿管时才出现漏尿。而且，无论有无导尿管都漏尿患者中，有导尿管的患者 ALPP 明显更高（86 vs. 67 cmH_2O，$P=0.002$）。这一发现表明，导尿管在吻合口区域增加了阻力而临时性地增加了 ALPP[25]。

ALPP 在 PPI 管理中的价值是有争议的[26]。有证据表明，ALPP 较高的患者与 ALPP 较低的患者相比，也就是括约肌功能保存较好的患者往往对微创手术（如尿道周围膨胀剂）反应更好。建议的临界值是 60 cmH_2O[27]。

虽然 ALPP 似乎与女性压力性尿失禁的严重程度相关，但它与前列腺切除术后压力性尿失禁患者的 24 小时尿垫测试没有明显的相关性[28]。

ALPP 似乎是预测尿失禁严重程度的一个相对较差的指标，因此在前列腺切除术后尿失禁的尿动力学评估中的临床价值有限。

此外，术前 ALPP 较低(<30 cmH_2O)似乎对经闭孔尿道吊带术后效果没有影响[29]。

6.4.2.2 尿道压力测量法(UPP)

尿道压力测量法(UPP)是通过从膀胱内缓慢抽出测压导管，沿尿道长度测量管内压力。最常用的两个参数是最大尿道闭合压力(MUCP)和功能曲线长度(FPL)。

最大尿道闭合压力是由尿道压力和膀胱内压力之间的最大差值决定的，而尿道功能性长度(FPL)是由尿道压力超过膀胱内压力时的尿道长度决定的。

一些研究表明，根治性前列腺切除术后，FPL 和 MUCP 都有明显的减少。

Majoros 等人测量了术前和术后的 MUCP，发现非失禁组比失禁组的 MUCP 值明显较高(56 vs. 44 cmH_2O，$P<0.0005$)。术前的 MUCP 未见差异[30]。

Sub-analysis 对照研究发现，在静息和自主收缩状态 2 个月与 9 个月无尿失禁的患者尿道闭合压都明显增加。

这些数据可能表明，拔除导管后的即刻性控尿是因为功能良好的括约肌“钝化”(静息状态高 MUCP)所致，而后来出现的控尿可能是由于括约肌功能良好的“活跃”，这证明了术后早期物理治疗技术(带或不带生物反馈的 PFMT)的价值[31]。

在评估尿失禁的严重程度方面，MUCP 似乎比 ALPP 更可靠。

Minervini 等人[32]报告了 FPL 和 MUCP 与尿失禁严重程度之间的关系。手术后，患者被分为尿控组、中度失禁组和严重失禁组。FPL 分别为 3.8、2.6 和 1.6 cm。MUCP 分别为 74、41 和 34 cmH_2O。统计学上发现，在尿控组和失禁组之间，平均 FPL 和 MUCP 的差异是显著的。

6.5 评估膀胱颈和尿道的活动度

随着男性吊带手术的出现，膀胱颈和尿道的活动度成为一个比括约肌收缩无力更重要的参数，因为经尿道悬吊术的作用机制认为：控尿更依赖于脱垂的括约肌尿道归位，并非直接压迫尿道球部。

尿道和膀胱颈活动过度似乎是前列腺及其筋膜和韧带支持结构缺失的结果。

事实上，吊带手术的成功取决于这些结构的移动度。

Rehder 及其同事[33]和 Bauer 及其同事[34]主张将抬高试验作为残余括约肌功能的预测指标和悬吊手术是否成功的预测指标。

将肛门前的会阴部向头顶方向轻轻推动，使会阴部抬高，避免直接压迫球部尿道。

当会阴部抬高，残余括约肌功能足够时，括约肌被动闭合，且膀胱镜下可以看到横纹括约肌的收缩，则认为抬高试验阳性的。这个动作通常会增加 ALPP。

在因尿道纤维化而导致活动受限的情况下，预计悬吊手术的失败率较高，AUS 可能是解决尿失禁的更合适的方案。

最近，尿道移动的作用被动态 MRI 图像所质疑。

一些 MRI 进行了评估 PPI 的基础机制研究，并且都得出结论，尿失禁的主要原因是括约肌缺失本身，而不是膀胱颈和尿道的移动度。

Cameron 等人[35]报道，在 MRI 上可控尿男性的尿道括约肌更长，括约肌区域的变形更少，膀胱颈的漏斗更少。

在患有 PPI 的男性中，可见尿道括约肌比正常男性短 31%～35%，膀胱颈角度比正常男性大 28.98°。

尿动力学方面，在凯格尔运动中，尽管各组之间在静息状态下的尿道压力没有差异，但是无尿失禁男性比尿失禁男性能更好地增加尿道压力，这些证据都表明，PPI 患者可能是由于瘢痕导致括约肌既少又功能低下。

Soljanik 及其同事[36]对 26 名接受经尿道吊带悬吊术的男性进行了

功能性 MRI 评估，以明确与该手术相关的解剖学变化。他们观察到吊带放置后膀胱后壁、膀胱颈和尿道外括约肌正如预期的那样有明显的升高。然而，作者发现，吊带失败的原因可能与术前和术后尿道周围纤维化的严重程度有关，而不是与这些结构的解剖位置有关。

Suskind 等人[37]发现，在动态 MRI 评估中，根治性前列腺切除术后，正常和尿失禁男性膀胱颈和尿道位置或活动度没有统计学差异，他们将注意力集中在括约肌上。

6.6 逼尿肌功能的评估

6.6.1 基本原理

合并的膀胱功能障碍评估，如逼尿肌过度活动、逼尿肌活动不足和膀胱顺应性差，被证实对治疗效果没有影响，尤其选择 AUS 作为 PPI 的治疗方法，因为袖带在排尿时处于开放状态，缓解了尿道关闭的情况。

植入人工括约肌后，膀胱功能障碍甚至可能得到改善。相反，人们主张在吊带手术前评估逼尿肌状况，特别是逼尿肌收缩力，因为在逼尿肌活动低下的患者中，吊带手术可能会造成排尿功能障碍，至少在理论上可增加术后尿潴留的风险。

6.6.2 逼尿肌活动低下

国际尿控协会将逼尿肌活动低下定义为收缩强度和(或)持续时间降低，导致膀胱排空时间延长和(或)无法在正常时间内完全排空膀胱[38]。

评估 PPI 患者的逼尿肌收缩力是一项技术挑战。

在大多数 PPI 患者的尿动力学研究中，逼尿肌活动低下的定义需要用间接或等效的测量方法，如① 出现 Valsalva 排尿；② 最大尿流时逼尿肌压力低(PdetQmax)；③ 最常见的为前列腺增生症的男性制定的膀胱收缩力列线图，使用尿流率(Qmax)和 PdetQmax 得出，BCI(膀胱收缩力指数)小于 100，表明逼尿肌活动低下[39]。

然而，对于根治性前列腺切除术后的男性来说，膀胱收缩列线图可能是不准确的，因为在流出阻力低下状态，维持轴向流动所需的收缩压力可能接近零[40]。

测量逼尿肌强度的一个更合适的方法，是在独立于尿流的等容条件下直接测量膀胱肌肉收缩压力，即所谓的 P-iso。

获得 P-iso 测量的最简单的方法是机械停止试验[41]。

在排尿过程中，检查者轻轻闭合阴茎尿道，从而抑制尿流，但不限制膀胱的收缩。在这个动作中达到的最大逼尿肌压力是 Piso[42-45]。

Piso 测量值小于 50 cmH_2O，被认为是对逼尿肌活动不足的诊断[20]。

然而，临床实践中该理论似乎不成立。

关于男性吊带对逼尿肌收缩力受损或通过 Valsalva 排尿患者影响的临床研究很少，没有任何研究表明，逼尿肌活动低下是手术效果不佳的一个风险因素[13, 46]。

因此，在逼尿肌活动低下的情况下，当不需要人造括约肌时，经尿道吊带似乎是一种可行的选择，因为其效果主要依赖于尿道近端抬高，而对球部尿道的压迫很小。

Rehder 及其同事证明了手术后 Pdet、PVR 或流速没有变化，支持这种非阻塞性的作用机制[47]。

6.6.3 逼尿肌过度活动

据报道，男性 PPI 患者的逼尿肌过度活动率在 30%～40%之间[17, 18, 48]。

在 25%的 PPI ISD 患者中，次要诊断为逼尿肌过度活动，而只有 10%的患者是单一或主要诊断。根治性前列腺切除术后出现新的逼尿肌过度活动的概率大约为 5%，通常与吻合口或尿道狭窄有关。33%的患者手术前就存在逼尿肌过度活动。通过长期随访，逼尿肌过度活动率可从 8 个月时的 38%降至 36 个月时的 18%左右，表明这种情况与顺应性下降一样，很可能是继发于因持续漏尿使膀胱长期充盈不足引起适应性差。

如果发现逼尿肌过度活动与 ISD 同时存在，那么在对患者进行咨询时应考虑使用抗毒蕈碱药物、肉毒素或胫神经刺激进行预防性治疗，但这并不是 AUS 或悬吊手术的绝对禁忌证。

植入 AUS 后，逼尿肌过度活动通常会得到改善，不会对 SUI 的解决产生不利影响[12]。

术后膀胱过度活动的症状尽管有所改善，但可能持续存在，术前应对患者进行充分沟通[49]。

在膀胱过度活动患者中，即使经尿道吊带术也不会增加排尿压力或增加尿急发生率[50]。

6.6.4 膀胱顺应性降低

国际尿控协会将膀胱顺应性定义为膀胱容积变化与逼尿肌压力变化之间的关系。

它的计算方法是用容积的变化除以同一时间段内逼尿肌压力的变化（C=DV/DPdet）。推荐的计算点是灌注开始到充盈结束时的膀胱容量。一般认为顺应性大于 20 mL/cmH_2O 是正常的。小于 12.5 mL/cmH_2O 的值被认为是顺应性下降[38]。

在根治性前列腺切除术后，多达 32%的男性检测到膀胱顺应性降低，其中 28%的人在 36 个月后仍无缓解[48]。

膀胱顺应性降低不是 AUS 的禁忌证。据报道，即使在手术后膀胱顺应性降低的情况下，也可预见 AUS 有较高成功率[12]。

相反，由于担心增加的排尿压力可能会导致上尿路扩张，因此存在膀胱顺应性受损的患者可能是男性悬吊术禁忌证。

膀胱容量小和顺应性受损是 Pro-ACT 植入术临床结果不成功的独立预测因素，表明在保守治疗前列腺切除术后尿失禁失败后，应尽早考虑这种方法[51]。

放疗患者，在恢复正常的膀胱充盈和排空周期后，顺应性受损不一定会得到解决，因为可能存在继发于放射治疗的膀胱壁固层纤维化。

这些患者，必须继续监测上尿路的解剖结构，以评估随着时间的推移是否会出现肾积水，并采取必要的措施保护肾脏[52]。

6.7 梗阻的量化

据报道,吻合口狭窄在 PPI 患者中的比例为 2.7%～20%,通常通过膀胱镜检查来诊断[53, 54]。

从功能上讲,这种狭窄可能是阻塞性的或非阻塞性的。许多吻合口狭窄,从解剖学上讲,可能并不具有尿动力学上的意义。

从理论上讲,如果考虑进行微创或更积极的治疗(即扩张或切开或用 AUS 植入物进行尿道重建),梗阻的诊断可能很重要。

在 PPI 患者中,通过尿动力学诊断梗阻可能是一个挑战。

通常在膀胱充盈时,让患者主动排尿,并进行压力流率分析。根据国际控尿协会(ICS)列线图和膀胱出口梗阻指数(BOOI)[BOOI＝pdet@Qmax/2(Qmax)],将患者分为三类(梗阻、非梗阻和可疑),其中＞40 为梗阻,20～40 为可疑,＜20 为非梗阻。

在瘢痕尿道或吻合处相当僵硬和纤维化的情况下,7F 导尿管通过部分梗阻而非扩张的尿道管腔时产生足够的机械性梗阻[21]。

然而,在实践中,大多数患者的结果在 ICS 列线图上都显示为可疑,这就很难决策。

如前所述,评估狭窄/梗阻的膀胱尿道造影,并将此信息与自由最大流速(自由 Qmax)相结合,可能是诊断梗阻的最合适的方法,在这种情况下,可能需要对患者重新分类。

出口/吻合口的影像和导尿管的自由 Qmax 可以证实梗阻的列线图诊断,或在临床上将这些患者重新分类为无梗阻。然而,通常情况下,如果自由流大且残余尿量少,尿动力学检查会发现梗阻并不是抗失禁手术的禁忌证。

总结

前列腺切除术后尿失禁的评估主要是基于临床特征和症状评估。根治性前列腺切除术后的尿失禁在绝大多数患者中与内在括约肌功能缺失有关。压力性尿失禁的症状(咳嗽时漏尿)能够诊断出尿动力学上的内在括约肌功能障碍,其阳性预测值为95%。

此外,在量化括约肌功能缺失的程度方面,尿垫测试可能比ALPP测量更有用。

前列腺切除术后患者的尿动力学检查应着重于:① 证明是否存在压力性尿失禁;② 评估是否存在并发的膀胱功能障碍;③ 尿路梗阻。

导尿管的存在会对研究结果产生重大影响。

不插导尿管的尿动力学检查可能是首选方法。

在没有导尿管的情况下,使用直肠导管测定的ALPP可能是对括约肌无力最精确的尿动力学量化。

与吻合口狭窄有关的梗阻在尿流动力学上最好避免使用导尿管,并结合膀胱尿道造影和最大自由流速进行评估。

膀胱功能障碍很少是一个单独的原因,当尿流动力学检查出现时,它不一定是造成尿失禁的重要因素。此外,它似乎对目前的治疗策略(即经尿道吊带、AUS)的选择没有明显的影响。

由于这些原因,再加上成本和侵入性,许多机构并不常规进行UDS以评估前列腺切除术后的尿失禁。由于括约肌功能障碍的发生率很高,尽管治愈率几乎从未超过80%,而且在PPI干预后可能会出现或残留其他LUT功能障碍,但括约肌封闭支撑物(吊带、AUS)通常被视为有效的治疗方法。在非尿流动力学专家中,这种不可忽视的事件似乎更具有学术性,而不是临床上的关键性。

尿动力学可能影响临床决策的情况仍然是未知的。

在缺乏比较试验研究的情况下,PPI手术前的侵入性尿动力学检查是否只适用于病例的筛选或作为常规流程,仍有待确定。

(杨剑辉 译　何建华 审)

参考文献

[1] Lucas MG, Bosch RJ, Burkhard FC, et al. (2012) EAU guidelines on assessment and nonsurgical management of urinary incontinence. Eur

Urol, 62: 1130 – 1142.

[2] Resnick MJ, Koyama T, Fan KH, et al. (2013) Long-term functional outcomes after treatment for localized prostate cancer. N Engl J Med, 368: 436 – 445.

[3] Prabhu V, Sivarajan G, Taksler GB, et al. (2014) Long-term continence outcomes in men undergoing radical prostatectomy for clinically localized prostate cancer. Eur Urol, 65: 52 – 57.

[4] Cornu JN, Melot C, Haab F (2014) A pragmatic approach to the characterization and effective treatment of male patients with postprostatectomy incontinence. Curr Opin Urol, 24: 566 – 570.

[5] Bauer RM, Gozzi C, Hubner W, et al. (2011) Contemporary management of postprostatectomy incontinence. Eur Urol, 59: 985 – 996.

[6] Lepor H, Kaci L (2004) The impact of open radical retropubic prostatectomy on continence and lower urinary tract symptoms: a prospective assessment using validate self-administered outcome instruments. J Urol, 171: 1216 – 1219.

[7] Galli S, Simonato A, Bozzola A, et al. (2006) Oncologic outcome and continence recovery after laparoscopic radical prostatectomy: 3 years' follow-up in a second generation center. Eur Urol, 49: 859 – 865.

[8] Colombo R, Naspro R, Salonia A, et al. (2006) Radical prostatectomy after previous prostate surgery: clinical and functional outcomes. J Urol, 176(6 Pt 1): 2459 – 2463.

[9] Radomski SB (2013) Practical evaluation of postprostatectomy incontinence. Can Urol Assoc J, 7: S186 – S188.

[10] Fuller T. (1732) Gnomologia. Adagies and Proverbs.

[11] Herschorn S, Bruschini H, Comiter C, et al. (2010) Surgical treatment of stress incontinence in men. Neurourol Urodyn, 29: 179 – 190.

[12] Afraa TA, Campeau L, Mahfouz W, Corcos J (2011) Urodynamic parameters evolution after artificial urinary sphincter implantation for postradical prostatectomy incontinence with concomitant bladder dysfunction. Can J Urol, 18: 5695 – 5698.

[13] Han JS, Brucker BM, Demirtas A, et al. (2011) Treatment of postprostatectomy incontinence with male slings in patients with impaired detrusor contractility on urodynamics and/or who perform

Valsalva voiding. J Urol, 186: 1370 - 1375.

[14] Rosier PF, Giarenis I, Valentini FA, et al. (2014) Do patients with symptoms and signs of lower urinary tract dysfunction need a urodynamic diagnosis? ICI - RS 2013. Neurourol Urodyn, 33: 581 - 586.

[15] Holm HV, Fosså SD, Hedlund H, et al. (2014) Severe postprostatectomy incontinence. Is there an association between preoperative urodynamic findings and outcome of incontinence surgery? Scand J Urol, 27: 1 - 10.

[16] Foote J, Yun S, Leach GE (1991) Postprostatectomy incontinence. Pathophysiology, evaluation, and management. Urol Clin North Am, 18: 229 - 241.

[17] Ficazzola MA, Nitti VW (1998) The etiology of post-radical prostatectomy incontinence and correlation of symptoms with urodynamic findings. J Urol, 160: 1317 - 1320.

[18] Groutz A, Blaivas JG, Chaikin DC, et al. (2000) The pathophysiology of post-radical prostatectomy incontinence: a clinical and video urodynamic study. J Urol, 163: 1767 - 1770.

[19] Chung DE, Dillon B, Kurta J, et al. (2013) Detrusor underactivity is prevalent after radical prostatectomy: a urodynamic study including risk factors. Can Urol Assoc J, 7: E33 - E37.

[20] Elliott CS, Comiter CV (2012) Maximum isometric detrusor pressure to measure bladder strength in men with postprostatectomy incontinence. Urology, 80: 1111 - 1115.

[21] Huckabay C, Twiss C, Berger A, et al. (2005) A urodynamics protocol to optimally assess men with post-prostatectomy incontinence. Neurourol Urodyn, 24: 622 - 626.

[22] Dubbelman YD, Bosch R (2013) Urethral sphincter function before and after radical prostatectomy: systematic review of the prognostic value of various assessment techniques. Neurourol Urodynam, 32: 957 - 963.

[23] Cespedes RD, McGuire EJ (1998) Leak point pressures. In: Nitti VW (ed) Practical urodynamics. Saunders, Philadelphia, 94 - 107.

[24] Kielb SJ, Clemens JQ (2005) Comprehensive urodynamics evaluation of 146 men with incontinence after radical prostatectomy. Urology, 66: 392 - 396.

[25] Smith AL, Ferlise VJ, Wein AJ, et al. (2011) Effect of A 7-F

transurethral catheter on abdominal leak point pressure measurement in men with post-prostatectomy incontinence. Urology, 77: 1188 - 1193.

[26] Sanchez-Ortiz RF, Broderick GA, Chaikin DC, et al. (1997) Collagen injection therapy for postradical retropubic prostatectomy incontinence: role of Valsalva leak point pressure. J Urol, 158: 2132 - 2136.

[27] Winters JC, Appell RA, Rackley RR. (1998) Urodynamic findings in postprostatectomy incontinence. Neurourol Urodyn, 17: 493 - 498.

[28] Twiss C, Fleischmann N, Nitti VW. (2005) Correlation of abdominal leak point pressure with objective incontinence severity in men with post-radical prostatectomy stress incontinence. Neurourol Urodyn, 24: 207 - 210.

[29] Solianik I, Becker AJ, Stief CG, et al. (2011) Urodynamic parameters after retrourethral transobturator male sling and their influence on outcome. Urology, 78: 708 - 712.

[30] Majoros A, Bach D, Keszthelvi A, et al. (2006) Urinary incontinence and voiding dysfunction after radical retropubic prostatectomy (prospective urodynamic study). Neurourol Urodyn, 25: 2 - 7.

[31] Filocamo MT, LiMarzi V, Del Popolo G, et al. (2005) Effectiveness of early pelvic floor rehabilitation treatment for post-prostatectomy incontinence. Eur Urol, 48: 734 - 738.

[32] Minervini R, Felipetto R, Morelli G, et al. (1996) Urodynamic evaluation of urinary incontinence following radical prostatectomy: our experience. Acta Urol Belg, 64: 5 - 8.

[33] Rehder P, Freiin von Gleissenthall G, et al. (2009), The treatment of postprostatectomy incontinence with the retroluminal transobturator repositioning sling (advance): lessons learnt from accumulative experience. Arch Esp Urol, 62: 860 - 870.

[34] Bauer RM, Gozzi C, Roosen A, et al (2013) Impact of the 'repositioning test' on postoperative outcome of retroluminar transobturator male sling implantation. Urol Int, 90: 334 - 338.

[35] Cameron AP, Suskind AM, Neer C, et al. (2014) Functional and anatomical differences between continent and incontinent men post radical prostatectomy on urodynamics and 3T MRI: a pilot study. Neurourol Urodyn. doi: 10.1002/NAU 22616.

[36] Soljanik I, Bauer RM, Becker AJ, et al. (2013) Morphology and

dynamics of the male pelvic floor before and after retrourethral transobturator sling placement: first insight using MRI. World J Urol, 31: 629 - 638.

[37] Suskind AM, DeLancey JO, Hussain HK, et al. (2014) Dynamic MRI evaluation of urethral hypermobility post-radical prostatectomy. Neurourol Urodyn, 33: 312 - 315.

[38] Abrams P, Cardozo L, Fall M, et al. (2002) The standardisation of terminology of lower urinary tract function: report from the Standardisation Sub-committee of the International Continence Society. Neurourol Urodyn, 21: 167 - 178.

[39] Nitti V (2005) Pressure flow urodynamics studies: the gold standard for diagnosing bladder outlet obstruction. Rev Urol, 7: S14 - S21.

[40] Yura YH, Comiter V (2014) Urodynamics for postprostetectomy incontinence. When they are helpful and how do we use them. Urol Clin North Am, 41: 419 - 427.

[41] Coolsaet B, Elbadawi A (1989) Urodynamics in the management of benign prostatic hypertrophy. World J Urol, 6: 215 - 224.

[42] Sullivan MP, DuBeau CE, Resnick NM, et al. (1995) Continuous occlusion test to determine detrusor contractile performance. J Urol, 154: 1834 - 1840.

[43] Comiter CV, Sullivan MP, Schacterle RS, et al. (1996) Prediction of prostatic obstruction with a combination of isometric detrusor contraction pressure and maximum urinary flow rate. Urology, 48: 723 - 729.

[44] Sullivan MP, Yalla SV (1996) Detrusor contractility and compliance characteristics in adult male patients with obstructive and nonobstructive voiding dysfunction. J Urol, 155: 1995 - 2000.

[45] McIntosh SL, Griffiths CJ, Drinnan MJ, et al. (2003) Noninvasive measurement of bladder pressure. Does mechanical interruption of the urinary stream inhibit detrusor contraction? J Urol, 169: 1003 - 1006.

[46] Davies TO, Bepple JL, McCammon KA (2009) Urodynamic changes and initial results of the AdVance sling. Urology, 74: 354 - 357.

[47] Rehder P, Mitterberger MJ, Pichler R, et al. (2010) The 1 year outcome of the transobturator retroluminal repositioning sling in the treatment of male stress urinary incontinence. BJU Int, 106: 1668 -

1672.
[48] Giannantoni A, Mearini E, Zucchi A, et al. (2008) Bladder and urethral sphincter function after radical retropubic prostatectomy: a prospective long-term study. Eur Urol, 54: 657 - 664.
[49] Lai HH, Hsu EI, Boone TB. (2009) Urodynamic testing in evaluation of postradical prostatectomy incontinence before artificial urinary sphincter implantation. Urology, 73: 1264 - 1269.
[50] Collado Serra A, Resel Folkersma L, Domínguez-Escrig JL. (2013) AdVance/AdVance XP transobturator male slings: preoperative degree of incontinence as predictor of surgical outcome. Urology, 81: 1034 - 1039.
[51] Utomo E, Groen J, Vroom IH, et al. (2013) Urodynamic effects of volumeadjustable balloons for treatment of postprostatectomy urinary incontinence. Urology, 81: 1308 - 1314.
[52] Sung DJ, Sung CK (2012) Urinary bladder. In: Kim SH (ed) Radiology illustrated: uroradiology. Springer, Berlin/Heidelberg, 721 - 786.
[53] Kao TC, Cruess DF, Garner D, et al. (2000) Multicenter patient self-reporting questionnaire on impotence incontinence and stricture after radical prostatectomy. J Urol, 163: 858 - 864.
[54] Kundu SD, Roehl KA, Eggener SE, et al. (2004) Potency, continence and complications in 3,477 consecutive radical retropubic prostatectomies. J Urol, 172: 2227 - 2231.

第三部分

保守和药物方法

7. 前列腺切除术后尿失禁和康复：时机、方法和结果

安东内拉·比罗利

尿失禁是根治性前列腺切除术后常见的并发症，严重影响患者的生活质量和心理健康。

研究表明，根治性前列腺切除术后，2%～87%的患者会出现尿失禁，3%～40%的患者在1年后出现持续性前列腺切除术后尿失禁（post-prostatectomy incontinence，PPI）。尿失禁的报告范围很大，这取决于报告结果、尿失禁定义、手术时间以及患者的选择[1]。

在前列腺切除术后的头几个月内，功能会完全或部分恢复，但人们普遍认为，随着时间的推移，恢复失禁的可能性会下降，将"暂时性"失禁转变为"持续性"失禁。PPI持续所需的持续时间尚不明确，但12个月具有显著的临床相关性。

在观察持续性尿功能障碍的风险时，术前性功能障碍、年龄较大和术前尿失禁被认为是PPI的预测因素[1]。

另一方面，手术中的某些技术改良被认为是降低尿失禁风险的潜在辅助手段，主要是通过RRP后早期恢复失禁。这些改良可分为保守、重建和加强骨盆解剖结构，这将形成一个新的支撑系统[2]。

人们普遍认为，尿道膜部长度是与尿失禁恢复相关的重要因素，因此为一些手术方法提供了良好的理论基础[3]。

然而，最有趣的预后因素是尿失禁时间。Vickers描述了基于当前功能和手术后时间的预测模型作为恢复的有力预测因素[4]。例如，在6个月时使用1个尿垫的患者在2年时无尿垫的概率仅为50%，而在6个月中使用2个尿垫的患者这一概率下降至36%。根据这种在临床实践中

有趣且有用的方法，一旦了解了这种规律，所有可能的预测因素，包括年龄、手术技术和其他因素，都不再能增加预测价值（“你是怎样的”比“你是什么”更能预测）[3,4]。

在选择需要进行康复干预的患者组时，重要的是要考虑到目前为止所要描述的所有因素，如尿失禁的发病率、头几个月的自发恢复率、预后因素和预后指标（手术后的当前功能/时间模型）。

7.1 康复：前言和方法

盆底肌肉（pelvic floor muscles，PFM）有助于支持和加强括约肌机制。当内括约肌机制因手术而受损，膀胱颈不能提供闭合功能时，辅助外括约肌机制将在维持尿控方面发挥更重要的作用。不幸的是，仅靠横纹括约肌很难保证所需的持续收缩。PFM 可以通过改善保护反射和咳嗽反射机制来确保加强尿控[5]。

值得注意的是，在男性尿失禁的特殊治疗领域，人们的注意力通常集中在加强括约肌机制上，因为它被认为是手术的“受害者”。

相反，对于女性来说，康复治疗的生物学原理是，改善盆底的力量和张力可能需要更好的骨盆结构支撑，从而防止腹部压力增加时会阴下降。咳嗽时的 PF 收缩，称为“本能”，也是女性盆底训练计划的一部分，以防止压力性尿失禁发作，通过盆底的收缩对抗腹部压力来维持尿道的压力[6]。

事实上，一方面骨盆的良好支撑作用可能也与男性有关，因为它可能有助于括约肌机制的有效性。另一方面，许多研究人员认同将尿道膜部长度作为术后尿失禁恢复的预后因素。这两个因素可能相互关联，这一假设得到了作为球部尿道悬吊术后尿道长度增加的支持[7]。此外，另一种类型的吊带，尿道后 AdVance 吊带，被认为通过将具有括约肌复合体的尿道膜部移向近端而具有了“功能性”效果。

当对尿失禁患者进行这种手术时，为了恢复尿道膜部的位置和支撑，研究人员建议使用内窥镜检查来确认括约肌的功能，同时使用两个手指抬高会阴，为括约肌复合体提供支撑（重新定位测试）[8]。有趣的是，当在经闭孔尿道后悬吊术前和6个月随访时，通过直肠指检和表面肌电图对PFM进行评估时，骨盆肌肉无力和肌肉疲劳加剧是手术失败的预测因素。这种吊带将尿道外括约肌及其支撑结构重新定位到前列腺切除术前的位置，以恢复自制力，这是一个有趣的想法，并证实了康复在恢复尿道功能和支撑方面应该发挥的双重作用[9]。同一作者的另一项研究表明，在女性进行骨盆重建手术后，通过测压仪和肌电图测量阴道和肛门的最大自主收缩强度和PF的静息压会变高[10]，这维持了“支持辅助功能”的概念。

事实上，在这些基础上，膀胱和括约肌复合体的支持可能对尿失禁很重要，即使并非所有研究都同意超声或MRI参数在测量这种支持方面的作用，以及它们作为尿失禁预测指标的价值。

同样值得注意的是，在进行前列腺切除术时，试图重建或加强骨盆支撑系统的手术技巧目的是在术后尿失禁的早期恢复。

康复的目的是改善闭合机制，并利用骨盆肌肉恢复这种支撑系统[8]。因此，我们可以说，康复和手术应该有相同的目标：恢复骨盆支撑和尿道阻力。盆底锻炼应以达到这两个治疗目标为导向。

训练可以增加盆底肌的强度、力量、耐力和神经肌肉刺激作用。研究表明，女性，经过短暂的训练后，盆底自发的收缩会抬高膀胱颈，在强化训练后，观察到膀胱颈在功能状态下和休息时也会抬高[11,12]。

康复方法显示出训练监督和训练制度的差异(最大与次最大训练、力量和运动再学习训练、深腹训练的辅助使用、不同姿势的锻炼)，但现有的证据不足以就女性骨盆肌肉训练的最佳方法提出任何有力的建议，包括收缩的力量和持续时间、所使用的训练类型、收缩次数、位置和辅助肌肉的使用[13]。同样，没有证据表明这对男性的康复治疗也适用。

训练项目在一些研究中和日常训练中已有很好的描述。一般来说，训练项目包括躺着、坐着和站着的力量和耐力训练。除此之外，协调训练通常是康复计划的一部分[6]，该训练使用盆底肌收缩来应对特定情况(通常是咳嗽)。在我们看来，男性的协调训练应该包括在所有与渗漏有关的训练活动过程中使用PFM收缩，如站立或蹲下等姿势变化。渗漏经常发生在行走过程中，因此，训练过程中经常涉及盆底肌肉收缩。在这种情况下，使用低强度、长时间的收缩对于改善盆底肌张力非常重要。

在没有任何关于训练项目依据的情况下，可以对治疗性运动的基本原理进行一些观察。

在指导如何进行盆底肌收缩时，可以使用不同的方法。"闭合肛门括约肌"是一种常用的指导，因为其很容易理解和执行。但患者是尿失禁，而不是肛门失禁，因此应该进行盆底收缩，以抬高和收缩前部和中央部分（以闭合和支撑尿道），而不是后面部分，如图 7－1 所示。事实上，盆底收缩是一种涉及所有盆底纤维组织的整体运动，但是这个复杂肌肉群各个部分的收缩时间和程度是根据目的的不同而有所区别的。大脑功能是以目标为导向的，同一块肌肉的收缩可能是不同大脑区域激活的结果，这取决于动作的目标[14]。

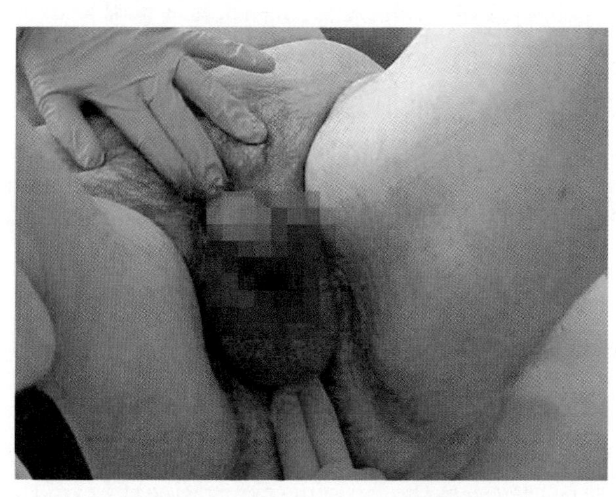

图 7－1　盆底肌收缩指导

手指的位置有助于盆底收缩，以抬高和收缩前部和中央部分（闭合和支撑尿道）。

因此，在指导如何移动盆底进行训练时，更多的注意力是在前部，尽管在这一点上没有达成一致。当使用 3 种不同的提示进行指导时——"从前面挤压和抬起，就像阻止尿液流动一样（前收缩）"，从后面挤压和抬起，就像阻止风的逸出一样（后收缩），"从前面和后面一起挤压和抬起"（联合收缩），Crotty 等人[15]发现后尿道收缩或联合收缩对女性尿道倾角的影响更大。这项研究的结果应该谨慎对待，因为在没有前期训练的情况下，肛门收缩可能比前收缩更容易进行。相反，一种特殊的训练，因为以控尿为目的，因此，将注意力集中在尿道闭合和支撑上，而不是肛门挤压和提起上可能是更有吸引力的，但还需要更多的研究来确定更好的训练动作，以恢复尿控。

然而，有研究表明，人们对激活尿道括约肌和支撑膀胱底部和尿道的盆腔部分而不是肛门括约肌的运动特别感兴趣。在一项研究中，在拔下导尿管之前使用排尿性膀胱尿道造影，以测量在骨盆收缩过程中尿道抬高 2 mm 以上的能力，要求患者暂时停止排尿。结果表明，这种能力与尿控的早期恢复有关[16]。

此外，如前列腺切除术后尿失禁患者的一小部分队列所示，使用耻骨前拉伸动作来促进前收缩可以改善骨盆收缩期间的尿道闭合压力（凯格尔压力）[17]。

观察到女性两种类型的咳嗽反射性骨盆外阴道收缩，也支持了骨盆中央前部和中央后部阴道功能的存在：肛门直肠提升和阴蒂内移动，这两者在不同情况下可能存在或缺失。此文作者观察到，阴蒂反射活动的丧失与尿失禁的严重程度有关[18]。

最近的一项研究支持使用“前收缩训练”，表明“缩短阴茎”的指令可以实现尿道中段的最大背侧位移和尿道括约肌的活动。“抬高膀胱”的指令会导致腹部肌电图和腹部压力的最大增加。“肛门周围收紧”引起了最大的肛门括约肌活动[19]。

超声波也可能是指导正确动作的好方法。在 Patel 等人的研究中，使用了超声波来证明盆底肌的正确活动，即膀胱底部向上位移 1 cm。然后，指导患者在日常活动时，激活处于不同功能位置的盆底肌[20]。

当超声波不可用时，在阴囊和肛门之间的会阴上放置一个或两个手指，也可以检测盆底收缩在盆底支撑中的有效性。

前列腺切除术后对抗尿道张力的丧失是男性康复的另一个关键点。通常情况下，男性会抱怨在站立和行走时出现渗漏。如前所述，根据行走过程的需要，基于低强度、长时间收缩的锻炼对改善 PF 张力很重要。此外，可以更多地注意患者在站立或行走时所采取的姿势，因为这可能与不同的盆底张力有关。

观察男性排尿时的姿势，可以得知臀部伸展和外旋、下腹和会阴前松弛、耻骨前移位和重心下降都与排尿有关。相反，当停止排尿时，臀部恢复到中性位置，重心会向后和向上移动，这与会阴前部和腹横肌张力的恢复有关。

在站立和行走过程中，应更加注意姿势以防止渗漏，这一观点得到了以下观察结果的支持，即低前凸位置腰椎的静息盆底肌肉活动高于正常和高前凸腰椎位置[21]。另一项研究证实，姿势会影响盆底肌张力，这表明无支撑的高坐姿需要更大的盆底肌张力的支持[22]。

将 PFMT 与其他治疗方法进行比较时，人们对最佳干预类型知之甚少。康复干预措施各不相同，包括单独的 PFMT、PFMT 加生物反馈、PFMT 电刺激，以及 ES、PFMT 和 BFB。这种可变性使得很难对康复的效果得出结论，也很难确定单一类型干预与另一种干预的作用。然而，根据最近的一项荟萃分析，基于现有证据，在前列腺切除术后 UI 的男性中，ES 增强的 PFMT 并没有比 PFMT 更能改善失禁的恢复[23]。

7.2 康复：时机

在大多数情况下，男性的症状会随着时间的推移而改善，尿失禁率从拔管时的 80％下降到前列腺切除术后 12 个月的 10％或更低。因此，每一种治疗前列腺切除术后尿失禁的方法都应该考虑到大多数男性的自发恢复能力。从经济支出的角度来讲，尿失禁的治疗不仅仅要考虑个人问题，也要考虑卫生组织的政策问题。

因此，3 个关键点对于前列腺切除术后尿失禁的正确康复方法至关重要：康复的有效性和时机[术前和(或)术后治疗]以及筛选可以从康复中受益的患者。

根据 Cochrane 的综述[24]，实验中没有证据表明，对于前列腺切除术后尿失禁的男性(治疗方法)，带或不带 BFB 的 PFMT 优于对照，因为可信区间很宽，反映了不确定性。除了 PFMT 疗程的总体数量方面(从 1～4 次[25]至 24 次[26])相同外，这些实验在失禁的定义方面各不相同。由 Glazener 主导的 RP 2011 荟萃分析，该实验没有良好的证据支持，是对所有拔管后 6 周有尿失禁的男性(也就是说绝大多数男性)进行一对一训练，共 1～4 个疗程。我们不知道更密集的干预、更结构化的训练计划(每天使用 2 组以上的 9 次收缩，而不仅仅是“像抓住风一样收缩”)的使用，以及最终选择最需要并且可以从康复中受益的男性，而不应该对所有人群进行干预。这个领域还需要更多的研究。

相反，在两项小试验中，针对所有男性的预防和治疗方法中的保守治疗在降低 UI 方面显示出益处，但 Cochrane 综述认为这些试验质量一般[27,28]。

术前辅助盆底康复可以在 3 个月内减少早期尿失禁的持续时间和严重程度[20,29]，但这仍在争论中，因为其他研究者没有证实这一益处[30]。正如 Penson[31]所强调的，这种差异的原因可能是良好效果的定义，即在 3 天的 24 小时尿垫测试中尿量为 0 g[30]，或者在排尿日记中没有漏尿，再加上正式的阴性的压力测试[29]。荟萃分析得出结论，术前额外的 PFMT 并没有提高术后 3、6 或 12 个月再次建立尿控的概率，但是，对于尿失禁的时间或生活质量没有结论[32]。

一项小型随机对照试验提供了不同的观点，该试验分析了手术前 4 周、30 天的训练对 PF 肌肉的组织学和功能的影响，显示治疗组尿道外括约肌肌纤维横断面增加，提肛肌的收缩压增加[33]。

国际尿控协会根据目前的结论给出的建议是，认为接受 PFMT 的男性将在更短的时间内实现尿控，但尚不确定 PFMT 是否能在术后 12 个月或更长时间内降低男性尿失禁的发生率。此外，关于更好的时机(手术后或术后)或所需疗程的证据仍然没有定论。

值得注意的是，在大多数试验中，康复干预是在手术前或手术后的头几个月进行的，而缺乏关于为患有持续性尿失禁的男性提供康复的研究，也就是说，手术后 12 个月或更长时间后的情况。

根据 Goode 等人的一项研究[34]，与延迟的治疗控制相比，在前列腺切除术后尿失禁至少 1 年的患者中，进行 8 周的行为治疗可减少尿失禁发作。治疗后，平均失禁发作次数从每周 28 次减少到 13 次，并且这种减少明显大于对照组中观察到的从 25 次减少到 21 次。

一项小型回顾性研究分析了 51 名男性患者，他们患有持续 1 年以上的术后尿失禁。经过个性化的康复训练后，57%的男性出现了改善(72 小时尿垫测试时尿量减少≥50%)[35]。

持续性尿失禁的话题非常有趣，因为尽管在最初的几个月里，所有男性都可以自发恢复(这意味着干预和控制之间1年尿失禁发生率的风险差异可能很低)，但1年的尿失禁康复被认为是稳定的，因此，在仍然失禁的男性中，控制状态的积极变化更为显著。事实上，在持续尿失禁的男性群体中，更容易评估康复治疗的有效性。

总之，尽管保守治疗对前列腺切除术后尿失禁的有效性以及更好的干预类型和时机没有定论，但男性的康复仍然是一个热门话题。引起这种兴趣的原因可以是手术后尿失禁的高发病率、尿失禁对预期寿命长的患者生活质量的影响，除了许多患者拒绝手术这一事实外，在计划实施尿失禁手术之前至少等待6～12个月是合适的。女性尿失禁患者盆底肌肉训练的成功代表了一个很好的例子，可以在男性身上重复。对于未来研究，应该重点研究康复治疗的时间、训练计划、干预类型以及更需要和受益于康复的患者的选择。这些方面将成为未来研究的重要论点。

(黄雪琴 译　何建华 审)

参考文献

[1] Holm HV，Fosså SD，Hedlund H，et al. (2014) How should continence and incontinence after radical prostatectomy be evaluated? A prospective study of patient ratings and changes with time. J Urol，192(4)：1155－1161.

[2] Yanagida T，Koguchi T，Hata J，et al. (2014) Current techniques to improve outcomes for early return of urinary continence following robot-assisted radical prostatectomy. Fukushima J Med Sci，60(1)：1－13.

[3] Jeong SJ，Kim HJ，Kim JH，et al. (2012) Urinary continence after radical prostatectomy：predictive factors of recovery after 1 year of surgery. Int J Urol，19(12)：1091－1098.

[4] Vickers AJ，Kent M，Mulhall J，et al. (2014) Counseling the post-radical prostatectomy patients about functional recovery：high predictiveness of current status. Urology，84(1)：158－163.

[5] Siegel AL. (2014) Pelvic floor muscle training in males：practical

applications. Urology, 84(1): 1 - 7.

[6] Dumoulin C, Glazener C, Jenkinson D. (2011) Determining the optimal pelvic floor muscle training regimen for women with stress urinary incontinence. Neurourol Urodyn, 30(5): 746 - 753.

[7] Horstmann M, Fischer I, Vollmer C, et al. (2012) Pre- and postoperative urodynamic findings in patients after a bulbourethral composite suspension with intraoperative urodynamically controlled sling tension adjustment for postprostatectomy incontinence. Urology, 79 (3): 702 - 707.

[8] Bauer RM, Gozzi C, Roosen A, et al. (2013) Impact of the 'repositioning test' on postoperative outcome of retroluminar transobturator male sling implantation. Urol Int, 90(3): 334 - 338.

[9] Soljanik I, Bauer RM, Stief CG, et al. (2014) Pelvic floor muscle function is an independent predictor of outcome after retrourethral transobturator male sling procedure. World J Urol. doi: 10. 1007/s00345-014-1418-y. [Epub ahead of print].

[10] Soljanik I, Prager N, May F, et al. (2008) The function of the pelvic floor muscles before and after the reconstructive pelvic floor surgery. J Urol, 179(Suppl4): 474.

[11] Miller JM, Perucchini D, Carchidi LT, et al. (2001) Pelvic floor muscle contraction during a cough and decreased vesical neck mobility. Obstet Gynecol, 97(2): 255 - 260.

[12] Balmforth JR, Mantle J, Bidmead J, et al. (2006) A prospective observational trial of pelvic floor muscle training for female stress urinary incontinence. BJU Int, 98(4): 811 - 817.

[13] Hay-Smith J, Herderschee R, Dumoulin C, et al. (2012) Comparisons of approaches to pelvic floor muscle training for urinary incontinence in women: an abridged Cochrane systematic review. Eur J Phys Rehabil Med, 48(4): 689 - 705.

[14] Casile A. (2013) Mirror neurons (and beyond) in the macaque brain: an overview of 20 years of research. Neurosci Lett, 540: 3 - 14.

[15] Crotty K, Bartram CI, Pitkin J, et al. (2011) Investigation of optimal cues to instruction for pelvic floor muscle contraction: a pilot study using 2D ultrasound imaging in pre-menopausal, nulliparous, continent women. Neurourol Urodyn, 30(8): 1620 - 1626.

[16] Nishida S, Utsunomiya N, Nishiyama H, et al. (2009) Urethral mobility at catheter removal predicts early recovery of urinary continence after radical prostatectomy. Int J Urol, 16(4): 375 - 378.

[17] Biroli A, Carone R. (2002) The prepubic stretching manoeuvre in post-prostatectomy incontinence rehabilitation. Urodinamica, 12: 267 - 268.

[18] Yang JM, Yang SH, Huang WC, et al. (2013) Impact of two reflex pelvic floor muscle contraction patterns on female stress urinary incontinence. Ultraschall Med, 34(4): 335 - 339.

[19] Stafford RE, Ashton-Miller JA, Constantinou C, et al. (2015) Pattern of activation of pelvic floor muscles in men differs with verbal instructions. Neurourol Urodyn. doi: 10. 1002/nau. 22745. [Epub ahead of print].

[20] Patel MI, Yao J, Hirschhorn AD, et al. (2013) Preoperative pelvic floor physiotherapy improves continence after radical retropubic prostatectomy. Int J Urol, 20(10): 986 - 992.

[21] Capson AC, Nashed J, Mclean L. (2011) The role of lumbopelvic posture in pelvic floor muscle activation in continent women. J Electromyogr Kinesiol, 21(1): 166 - 177.

[22] Sapsford RR, Richardson CA, Maher CF, et al. (2008) Pelvic floor muscle activity in different sitting postures in continent and incontinent women. Arch Phys Med Rehabil, 89(9): 1741 - 1747.

[23] Zhu YP, Yao XD, Zhang SL, et al. (2012) Pelvic floor electrical stimulation for postprostatectomy urinary incontinence: a meta-analysis. Urology, 79(3): 552 - 555.

[24] Anderson CA, Omar MI, Campbell SE, et al. (2015) Conservative management for postprostatectomy urinary incontinence. Cochrane Database Syst Rev 1, CD001843.

[25] Glazener C, Boachie C, Buckley B, et al. (2011) Urinary incontinence in men after formal one-to-one pelvic-floor muscle training following radical prostatectomy or transurethral resection of the prostate (MAPS): two parallel randomised controlled trials. Lancet, 378 (9788): 328 - 337.

[26] Moore KN, Valiquette L, Chetner MP, et al. (2008) Return to continence after radical retropubic prostatectomy: a randomized trial of verbal and written instructions versus therapist-directed pelvic floor

muscle therapy. Urology, 72(6): 1280 - 1286.

[27] Filocamo MT, Li Marzi V, Del Popolo G, et al. (2005) Effectiveness of early pelvic floor rehabilitation treatment for post-prostatectomy incontinence. Eur Urol, 48(5): 734 - 738.

[28] Overgård M, Angelsen A, Lydersen S, et al. (2008) Does physiotherapist-guided pelvic floor muscle training reduce urinary incontinence after radical prostatectomy? A randomized controlled trial. Eur Urol, 54((2)): 438 - 448.

[29] Centemero A, Rigatti L, Giraudo D, et al. (2010) Preoperative pelvic floor muscle exercise for early continence after radical prostatectomy: a randomised controlled study. Eur Urol, 57(6): 1039 - 1043.

[30] Geraerts I, Van Poppel H, Devoogdt N, et al. (2013) Influence of preoperative and postoperative pelvic floor muscle training (PFMT) compared with postoperative PFMT on urinary incontinence after radical prostatectomy: a randomized controlled trial. Eur Urol, 64 (5): 766 - 772.

[31] Penson DF. (2013) Post-prostatectomy incontinence and pelvic floor muscle training: a defining problem. Eur Urol, 64(5): 773 - 775.

[32] Wang W, Huang QM, Liu FP, et al. (2014) Effectiveness of preoperative pelvic floor muscle training for urinary incontinence after radical prostatectomy: a meta-analysis. BMC Urol, 14: 99.

[33] Ocampo-Trujillo A, Carbonell-González J, Martínez-Blanco A, et al. (2014) Preoperative training induces changes in the histomorphometry and muscle function of the pelvic floor in patients with indication of radical prostatectomy. Actas Urol Esp, 38(6): 378 - 384.

[34] Goode PS, Burgio KL, Johnson TM, et al. (2011) Behavioral therapy with or without biofeedback and pelvic floor electrical stimulation for persistent postprostatectomy incontinence: a randomized controlled trial. JAMA, 305(2): 151 - 159.

[35] Biroli A. (2011) Does late rehabilitation work in postprostatectomy incontinence when surgery was more than 1 year ago? Neurourol Urodyn, 30(S1): 30.

8. 药物治疗

玛丽亚·特蕾莎·菲洛卡茨

尿控的结果是膀胱正确储存或排空。这种机制受外周神经系统和中枢神经系统的控制,特别是尿道闭合来自阴部神经的支配,阴部神经决定了尿道横纹肌的良好功能。

脑桥排尿中心(pontine micturition centre,PMC)和脑桥储尿中心(pontine storage centre,PSC)虽然在解剖学上相互不连接,但与前脑(前扣带回、视前/下丘脑区和杏仁核)和大脑皮质(背外侧前额叶皮质)的参与有关,大脑皮质是排尿和控尿的协调控制中枢[1]。

兴奋性 PSC 纤维通过谷氨酰胺能神经递质扩散到通向骨盆的骶骨运动神经元(Onuf 核),包括尿道和肛门横纹肌,从而刺激阴部乙酰胆碱酯酶能神经/肌肉,引起尿道横纹肌收缩,同时尿道压增加(控尿回路)。

相反,PMC 的激活,通过 GABA 能通路,投射到骶骨中间外侧柱,并在抑制机制的诱导下,松弛外尿道括约肌(排尿回路)。

Onuf 核位于骶脊髓的腹角(1～3 段),是一组特殊的运动神经元,类似于体细胞输入模式,可以在横纹肌快速收缩后大量激活。

在储存阶段,除了谷氨酸对 Onuf 核的主要作用外,去甲肾上腺素和 5-羟色胺神经调节剂的额外作用增强了谷氨酸介导的阴部运动神经元的激活,进而诱导乙酰胆碱介导的横纹肌括约肌受体的刺激,从而使括约肌反应更强。

Onuf 核的 5-羟色胺/去甲肾上腺素再摄取抑制剂(SNRI)(突触前水平的阴部运动神经元),可以对阴部运动神经产生额外的兴奋作用,直接作用于尿道括约肌,从而提高储存反射,特别是对膀胱压力突然增加的反应(保护/控尿反射)。

骶骨 Onuf 核中的 5-羟色胺能和去甲肾上腺素能神经递质增加了阴部神经的活性[1]。

度洛西汀(图 8-1)是一种 5-羟色胺/去甲肾上腺素再摄取抑制剂，已在临床试验项目中进行了评估，并被证明是治疗女性压力性尿失禁(stress urinary incontinence，SUI)有效且安全的药物[2]。度洛西汀在正常尿道括约肌闭合中起着关键作用，通过刺激 Onuf 核来增加横纹肌张力和收缩[3]。

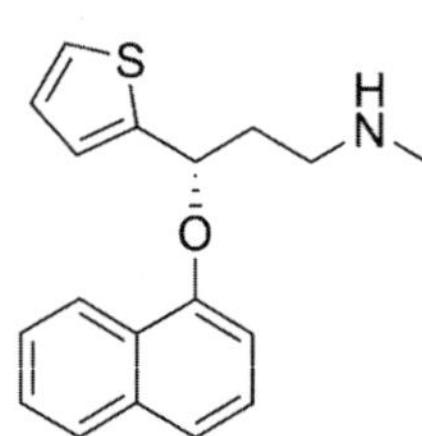

图 8-1　度洛西汀

在男性 SUI 的治疗中，度洛西汀的疗效评价不佳，最常见的原因是医源性损伤(根治性前列腺切除术或经尿道前列腺电切术后)，导致外尿道括约肌功能低下。

每当在体育活动中，由于腹内压力增加超过横纹肌收缩引起的尿道阻力时，就会发生尿漏。

在美国，美国食品药品监督管理局尚未批准使用度洛西汀治疗女性SUI，因为在度洛西汀治疗成年女性 SUI 的开放标签扩展对照研究中观察到自杀未遂率高于预期。尽管如此，欧洲药品管理局已经批准使用它。目前，无论是在美国还是在欧盟，都没有批准用于男性 SUI 的药物治疗。

然而，需要一种具有可接受副作用的有效药物治疗来填补物理/行为疗法和手术选择之间的空白。

在过去的 9 年里，许多研究人员研究了度洛西汀在前列腺切除术后SUI 治疗中的作用。

第一个病例系列可以追溯到 2006 年，当时 Schlenker 及其同事首次在 20 名患者中试用了度洛西汀，其中 15 名是前列腺癌根治术后，5 名是膀胱癌根治和原位回肠新膀胱重建术后，结果显示每日护垫的使用量显著减少[4]。

同年，另一个没有对照组的病例系列评估了 18 名患者根治性前列腺切除术后每天 40 mg 度洛西汀的临床疗效，结果很有希望[5]。

2007 年，Filocamo 等人进行了第一项前瞻性随机对照研究，在根治性前列腺切除术后立即使用度洛西汀联合盆底肌肉训练(pelvic floor muscle training，PFMT)。结果发现，在度洛西汀治疗 4 周后，接受度洛西汀治疗和康复训练患者中，30%是干的，而单独康复训练组为 11.5%

($P<0.01$)。然而,16 周后,接受双重治疗(度洛西汀和盆底肌肉训练)的患者在停用度洛西汀后,尿失禁情况恶化。研究人员认为,与单纯 PFMT 相比,度洛西汀和康复训练具有额外的效果,显著减少了尿失禁发作,但在药物停药时,单纯 PFMT 组有更好的控尿能力。可能是因为仅接受 PFMT 治疗的患者比接受度洛西汀治疗的患者更努力学习盆底肌收缩训练[6]。

2008 年,Fink 等人研究了度洛西汀对前列腺手术后男性 SUI 患者的影响,56 名患者被纳入本研究,49 名患者为根治性前列腺切除术后,7 名患者为经尿道前列腺电切术后。所有患者都曾接受盆底肌训练。此后,每天 2 次给药 40 mg 度洛西汀。服用度洛西汀时,尿垫的平均使用量从每天 3.3 减少到 1.5,即使盆底肌训练失败,度洛西汀对前列腺手术后 SUI 的男性也是有效的[7]。

2011 年,Collado Serra 及其同事在一系列患者(68 名男性)中使用了度洛西汀,这些患者在根治性前列腺切除术后 1 年受到压力性尿失禁的影响,研究人员做出这一选择是为了避免干扰自然恢复期(已确定的 SUI)。治疗 3 个月后,患者每天使用的尿垫的中位数显著减少($P<0.001$)[8]。

2011 年,Cornu 等人对 31 名前列腺癌根治术后 1 年受压力性尿失禁影响的患者进行了一项前瞻性、随机、双盲、对照试验。研究结束时,度洛西汀组尿失禁发作频率的下降幅度明显更大($P<0.0001$)[9]。

Neff 等人于 2013 年发表的另一项回顾性研究涉及 94 名患者,他们在接受根治性前列腺切除术平均 19 个月后,受到中度 SUI 的影响,证实了度洛西汀(60 mg/d)在减少尿失禁方面的有效性。54%的患者报告每日尿垫使用量减少了 50%以上[10]。

根治性前列腺切除术后的压力性尿失禁被认为是降低生活质量的主要副作用,并且仍然是泌尿科医生的日常挑战。

经过初步评估,一线治疗选择非侵入性的,基于有监督的盆底肌训练。在难治性 SUI 的情况下,推荐更专业的侵入性治疗。

需要一种具有可接受不良反应的有效药物治疗,以填补物理/行为疗法与手术选择之间的空白。

然而,尽管度洛西汀是治疗轻度至中度前列腺切除术后失禁的一种很有前途的药物选择,但这种药物的不良反应很常见,包括疲劳、头晕、嗜睡、失眠、恶心和口干。不良反应导致15%～31%的中断治疗[11]。药物耐受性也是度洛西汀使用的一个重要问题。

目前的文献表明，对于术后压力性尿失禁的男性患者来说，这是一种潜在的有价值的工具，可以添加到有限的保守药物中。

在许多研究中，度洛西汀对早期失禁恢复具有促进作用。此外，该药物被证明是PFMT的补充，与单独的PFMT相比，前列腺切除术后尿失禁的发作显著减少，具有临床效果。研究表明，联合治疗可能会增加术后早期失禁的百分比，并表明药物调节可能会改善失禁，但只有单独使用PFMT无法达到足够尿控的患者才有理由使用联合治疗。

因此，在保守措施失败后的前列腺切除术后尿失禁的管理领域，应考虑使用该药物。

当物理或行为疗法不足时，度洛西汀也可能是一种药物治疗方法，对于想要推迟或延迟手术的患者，尤其是轻度失禁的患者，度洛西汀也是一种有用的治疗方法。此外，它还可以提供一种治疗微创治疗后效果不理想的患者的方法，如吊带或球囊。

然而，由于受试者的数量较少限制了治疗效果的证据出示和不良事件的解释。

因此，目前的文献为引入一种新的"药理学"类别来有效管理根治性前列腺切除术后的男性SUI提供了证据。

由于该药物尚未被批准用于治疗男性压力性尿失禁，因此目前是一种超说明书应用，因此在开始使用度洛西汀治疗之前，必须告知患者这一事实，并将谈话记录在患者病历中。

考虑到治疗SUI的度洛西汀治疗剂量(40 mg，每天2次)经常与上述副作用有关，在SUI动物模型中已经表明，当这种药物被联合给药时，剂量可能会显著减少。联合给药可以避免或至少减轻度洛西汀对尿道横纹肌的不良反应。因此，避免或至少减轻了度洛西汀相关的不良反应[12,13]。

因此，在SUI动物模型中，由于低剂量度洛西汀和α2-肾上腺素能阻滞剂的联合使用，产生了有效的协同作用，因此可以提出这种药物组合，作为一种新的治疗措施，以提高男性低剂量SNRI的临床疗效，同时避免度洛西汀的不良反应[14]。目前尚未进行SNRI和α_2受体拮抗剂联合给药的人体试验。

在一些根治性前列腺切除术后出现急迫性尿失禁的患者中，建议在最初的6～12个月内，将抗胆碱能治疗作为术后早期尿失禁的一线治疗。

Lai等人报道了大量前列腺切除术后尿失禁男性患者的尿动力学结果。总共只有15.8％的患者患有高压膀胱功能障碍，如逼尿肌过度活动，17％的患者顺应性差，这导致了尿失禁。总体治疗表明，接受抗胆碱能治疗的男性尿垫评分显著降低，在这些患者中，术前不良尿动力学特征的存在不会对人工尿道括约肌植入术后的日常尿垫使用产生负面影响[15]。

度洛西汀可以改善尿失禁，一方面诱导逼尿肌松弛，有时在SUI与急迫性尿失禁共存时与抗毒蕈碱药物或β_3受体激动剂（如米拉贝隆）结合，另一方面通过增加尿道平滑肌括约肌的张力以增强保护性反射。

因此，迫切需要进行精心设计的、标本量大的临床试验，以阐明这些新的药物治疗选择在男性压力性尿失禁中的作用。

（黄雪琴 译　何建华 审）

参考文献

[1] Sugaya K, Nishjima S, Miyazato M, et al. (2005) Central nervous control of micturition and urine storage. J Smooth Muscle Res, 41(3): 117-132.

[2] Norton PA, Zinner NR, Yalcin I, et al. for the duloxetine Incontinence Study Group (2002) Duloxetine versus placebo in the treatment of stress urinary incontinence. Am J Obstet Gynecol, 187: 40-48.

[3] Millard RJ, Moore K, Rencken R, et al. for the Duloxetine Incontinence Study Group (2004) Duloxetine versus placebo in the treatment of stress urinary incontinence: a four-continent randomized clinical trial. BJU Int, 93: 311-318.

[4] Schlenker B, Gratzke C, Reich O, et al. (2006) Preliminary results on the off-label use of duloxetine for the treatment of stress incontinence after radical prostatectomy or cystectomy. Eur Urol, 49: 1075-1078.

[5] Zahariou A，Papaioannou P，Kalogirou G.（2006）Is HCl duloxetine effective in the management of urinary stress incontinence after radical prostatectomy? Urol Int，77：9－12.

[6] Filocamo MT，Li Marzi V，Del Popolo G，et al.（2007）Pharmacologic treatment in postprostatectomy stress urinary incontinence. Eur Urol，51：1559－1564.

[7] Fink KG，Huber J，Wurnschimmel E，et al.（2008）The use of duloxetine in the treatment of male stress urinary incontinence. Wien Med Wochenschr，158：116－118.

[8] Collado Serra A，Rubio-Briones J，Puyol Payàs M，et al.（2011）post-prostatectomy established SUI treated with duloxetine. Urology，78：261－266.

[9] Cornu JN，Merlet B，Ciofu C，et al.（2011）Duloxetine for mild to moderate postprostatectomy incontinence：preliminary results of a randomised，placebo-controlled trial. Eur Urol，59：148－154.

[10] Neff D，Guise A，Guralnick ML，et al.（2013）Duloxetine for the treatment of post-prostatectomy stress urinary incontinence. Can Urol Assoc J，7(5－6)：E260－E262.

[11] Collazos F，Ramos M，Qureshi A，et al.（2013）Effectiveness and tolerability of duloxetine in 2 different ethnic samples：a prospective observational cohort study. J Clin Psychopharmacol，33(2)：254－256.

[12] Kitta T，Miyazato M，Chancellor MB，et al.（2010）α2－Adrenergic receptor blockade potentiates the effects of duloxetine，a serotonin and norepinephrine reuptake inhibitor，on sneeze-induced urethral continence reflex in rats. J Urol，164：762－768.

[13] Furuta A，Asano K，Egawa S，et al.（2009）Role of α2－adrenoceptors and glutamate mechanisms in external urethral sphincter continence reflex in rats. J Urol，18：19－25.

[14] Alberti C.（2013）Coadministration of low-dose serotonin/noradrenaline reuptake inhibitor（SNRI）duloxetine with α2－adrenoceptor blockers to treat both female and male mild-to moderate stress urinary incontinence（SUI）. G Chir，34：189－194.

[15] Lai HH，Boone TB.（2011）Implantation of artificial urinary sphincter in patients with post-prostatectomy incontinence，and preoperative overactive bladder and mixed symptoms. J Urol，185(6)：2254－2259.

第四部分

手术方法

9. 功能器械

杰罗姆·格拉尔

根据世界卫生组织的定义，尿失禁是指尿液不受控从尿道口流出①。男性尿失禁作为一种主要由医源性引起的情况（大多数情况下是根治性前列腺切除术后），对生活质量有重大影响[1]。

前列腺切除手术中，由于需处理前列腺、尿道括约肌和神经血管束之间非常紧密的解剖联系，因此有很高的尿失禁风险。遗憾的是，尽管因尿控的要求，技术的精准度已随时间的推移大大提高，但开放式和腹腔镜手术（包括机器人手术）对术后的尿失禁影响没有差别。

尿失禁率的巨大差异（1 个月随访时为 5%～45%）可能与患者评估工具、尿失禁的定义、随访时间和“治愈患者”的实际含义的差异有关。

由于自然恢复、药物治疗或盆底肌肉训练，前列腺切除术后的尿失禁在术后的前 6～12 个月显著改善。大约 5%的患者最终会因尿失禁而寻求手术治疗。

人工尿道括约肌治愈率为 59% ～ 91%[2]，被认为是金标准，但这是一个相当具有挑战性的过程，可能有各种并发症或需要再次手术。这也是一种昂贵的治疗，需要患者熟练和正确使用设备。尽管效果很好，许多患者更喜欢微创手术[3]，例如吊带手术。

男性吊带现在是除了人工括约肌之外最好的选择。理想的治疗方法应该是微创的、门诊的手术且疗效优越、迅速且持久，无明显排尿梗阻，成本低[4]。研究正在进行中。

---

① 译者注：国际尿控协会（ICS）和世界卫生组织（WHO）对尿失禁的定义本质上是相同的。ICS 把患者主诉与生活质量联系在一起。

但到目前为止，整体吊带效果不如预期，吊带如何起作用和吊带失败的解释并不总是被理解，仍然需要有更好的患者选择。

在比较尿失禁和治愈率时，吊带治疗效果的巨大差异表明，获得可靠数据和比较研究结果是非常困难的。因此，在从我们的观察中得出结论时，读者必须意识到可能出现偶然的偏差。

9.1　部分历史

早在 1961 年，Berry 就首次尝试用会阴部丙烯酸补片加压手术治疗尿失禁。Kaufman 于 1972 年提出了新的尿道收缩设计，采用两种不同的方案，Kaufman I（四氟乙烯补片）和 Kaufman II（硅胶填充假体）。并发症（疼痛、尿潴留、尿道糜烂）和效果不佳使得这些技术没有流行起来。

Pubourethral 吊带曾经很流行，它是由老式的女性尿道下吊带和 Stamey 式的耻骨后悬吊演变而来的。其中一些技术仍在使用，但它们几乎没有令人信服的结果[5]。

随后出现了骨锚定支架。Straight in® 骨锚定系统于 2001 年发表：当时安全有效（尽管随访时间为 12.2 个月，且无统计学上令人信服的结果），未报告会阴疼痛[6]。疗效最显著的是 InVance® 吊带，其尿控率在 36%～65%，残余尿发生率为 12%；但严重的并发症（会阴疼痛高达 76%，与感染相关的排异率 15%，骨锚移位 5%）使其从市场消失，取而代之的是经闭孔吊带和新型耻骨后吊带[7]。

9.2　从尿失禁机制到吊带效果

术后尿失禁的机制仍不清楚。这可能与括约肌功能有关。根治性前列腺切除术期间，尿道解剖和横断处非常靠近括约肌和神经结构，造成不同程度的括约肌损伤、功能长度损失和闭合压力下降。但手术前后的尿动力学评估并不总能提示这种机制的证据。

此外，根据手术方案的不同，前列腺顶部剥离可能导致尿道和括约肌活动度增加，导致尿道支撑和括约肌功能障碍，从而造成压力性尿失禁。

吊带被认为可以通过将括约肌重新定位在术前位置和支撑括约肌以提高其强度来恢复括约肌功能。尿道加压也可能起到一定作用。

通过对 12 例患者放置吊带(AdVance®)前后的 MRI 研究显示，不是所有患者都观察到尿道的移动。咳嗽试验时，膀胱颈沿耻骨尾骨线最大移动 3 ～ 7 mm。没有发现患者在术后尿道移动，但术前缺乏移动似乎不是一个负面的预后因素[8]。因此，尿道和括约肌的移动并不是尿失禁的唯一机制，尿道重新定位可能也不是吊带可能起作用的唯一方式。这项研究提供了有关的尿道球部支撑的有趣图像，并且似乎排除了任何的尿道压迫的可能性。

MRI 检查显示，尿道长度＞12 mm(从膀胱颈到尿道球部上端)的患者尿失禁恢复较好[9]。但在吊带插入(AdVance®)之前和之后的尿动力学评估显示没有差异，而腹部漏尿点压力增加(61 ± 14. 2 vs. 79 ± 20. 4 cmH_2O)[10]。

MRI[9] 显示，尿道和尿道周围纤维化是术后尿失禁的原因之一，可能是由于括约肌活动和弹性受限所致。前列腺切除术中前列腺尖的手术切除应尽量保留尿道残端，避免过度切除的风险。

综上所述，目前尚无临床试验，也没有精确的病理生理模板可作为吊带手术指征的依据。

9.3 临床评估

日常尿失禁严重程度是用各种各样的调查表和工具(问卷调查、尿垫重量测试、视觉类比量表)来测量的，这使得研究很难进行比较。根据尿失禁的严重程度将患者分为轻度、中度和重度三组。但是，每个群组的界限并不是精确定义的，也不是普遍认同的。无论如何，严重程度是判定时最重要的信息。

在放置吊带之前，所有笔者都同意检查尿道或膀胱颈狭窄，膀胱过度活动，既往骨盆放疗，感染，所有这些都是完全或相对禁忌证。

9.4 尿动力学评估有用吗?

在临床研究中,在放置吊带之前,尿动力学并没有被常规用于压力性尿失禁的评估。逼尿肌过度活动通常与尿急迫有关。内括约肌缺陷与尿失禁的严重程度有关:括约肌越弱,尿失禁越严重。排尿困难和尿道狭窄最好通过尿流率测量和膀胱镜检查来明确。

所有关于尿动力学的研究意义有限,因为术后调查很少,收集的数据种类不同,不易比较。

有报道称,术前尿动力学参数不良与术后预后[10]无关。因此,尿失禁严重程度对功能结果的负面预后价值表明,残留的括约肌功能(逆行漏尿点压 RLPP 或压力分布图)可能不是尿失禁严重程度的唯一解释。术前和术后尿动力学[11]数据显示平均尿道关闭压和功能长度有所改变,但由于患者数量少,未达到统计学意义。另一种评估括约肌功能的方法依赖于膀胱镜下可见的括约肌活动[2]。

尽管通常建议在放置吊带前保持良好的括约肌残余功能,但在确定良好预后的括约肌压力阈值方面,目前还没有找到任何指标。尿道闭合压力代表所有旨在闭合尿道的力量(肌肉和弹性)的总和,而不仅仅是括约肌。

膀胱收缩性受损的患者通过腹压排尿,如果术前能完全排空膀胱,可以从会阴吊带中获益,而没有尿潴留的风险[12]。

即使考虑到统计上的局限性,当比较"加压"吊带和 AdVance®"重新定位"吊带时,两种吊带在括约肌 (压迫和长度)方面的结果似乎非常相似。

正如 AdVance®吊带所声称的那样,尿道和括约肌重新定位到前列腺切除术前的正常位置,可能不是唯一的作用机制。相反,所谓的加压吊带可以在没有任何排尿障碍的情况下获得效果,并且可以提高闭合压力和括约肌功能长度。此外,15%的病例在植入 AdVance®吊带后出现尿潴留,这表明一些尿道压迫可能与所谓的非加压性吊带有关。I-STOP TOMS®吊带,它有出色的效果,且从未产生术后尿潴留,尽管它被认为具有加压作用。解释这些发现的实际机制可能是两种吊带对盆底的恢复，将经闭孔加压和重新定位吊带的差异带回临床上只不过是微不足道的哲学讨论。

真正的关键是清晰地确定术前患者的特征以进行预后评估。患者选择至关重要。尿动力学的结果只是答案的一部分，在许多情况下并不是精确选择的必要条件。

9.5 不同类型的吊带

9.5.1 可调节吊带

可调节吊带的设计方式与耻骨后吊带相同。可调节吊带可以被认为是在耻骨后吊带的基础上的一种演变，目的是通过允许术后的调整来改善结果。这些设备很复杂，由不同材料(其中包括硅胶)制成，并且与简单的聚丙烯网片相比，存在更大的并发症风险。

它们是现代前列腺切除术后尿失禁治疗的一部分[7]。

9.5.1.1 Argus®

(Promedón, Córdoba, Argentina)

Argus®装置的特点是：在尿道球部下方放置一个硅胶垫(图 9-1)，两个多锥结构的耻骨后硅胶柱，两个硅胶环/垫圈在柱上运行，并置于直肌筋膜上用于张力调节[1]。

手术方法：取截石位，做会阴部切口显露球部尿道。经耻骨上横向切口充分显露两侧腹直肌筋膜，以容纳硅胶环。

在球部尿道与坐骨耻骨之间穿入 90°钩针，穿过会阴膜，硅胶柱向上拉，另一边也是一样。然后将垫子放置在尿道球部处。

膀胱镜检查膀胱完整性。

通过柱子上的定位环来调节张力，以获得 45 cmH_2O 的 RLPP(膀胱镜检查显示球尿道关闭时滴水停止)。

硅胶柱横向放置于耻骨上脂肪下。

对于任何持续性压力性尿失禁的患者，都可以进行张力调整。通过

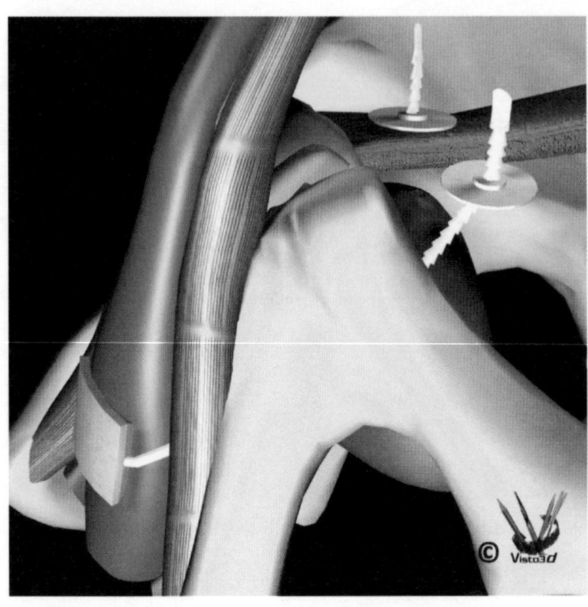

图 9-1 Argus® 吊带

耻骨上切口，将环沿柱两侧推过一个或两个锥体，以增加 RLPP 至 55 cmH_2O。

Argus®的 27 个月随访成功率有望达到 83%，包括改善和治愈的患者。而 32%的患者利用张力调节多达 3 次[1]，轻度失禁的成功率(92%)高于中度和重度失禁(67%)。而轻度、中度和重度尿失禁的严格干燥率分别为 62%、44%和 28%。最差的预测因素似乎是前列腺癌的外部放疗，成功率仅为 15%[1]。尿道狭窄和膀胱颈手术也与不良预后相关[7]。

Argus®植入后的并发症发生率高达 55%，特别是在严重尿失禁的情况下，其中包括尿潴留(16%)、感染、膀胱或尿道糜烂、吊带破裂、尿道狭窄、会阴过敏和疼痛，导致 11%的吊带需要移除。

Argus®的体验不是同质的。一些数据显示大致的治愈率高达 79%，其中 38.6%的需要重新调整(15%的会阴疼痛和高达 12%的外植)[7]，其他数据则完全不同。一些作者认为 Argus 即使在放射患者中也非常有效(54%干燥，36%改善)。这样的结果引起了术后会阴疼痛发生率的担忧(38%)[13]。在试图解释如此巨大的差异时，应考虑患者选择，学习曲线和手术技巧的差异。

9.5.1.2 Remeex®

[Male Readjustable System® (MRS). Neomedic International, Barcelona, Spain]

Remeex®是一种可调节装置,具有单丝尿道下吊带(每 4 cm 有 3 个),两条耻骨后单丝张力线和一个称为“Varitensor”的耻骨上皮下调节部件[14]。外部操纵器和解耦器可用于调节(图 9-2)。

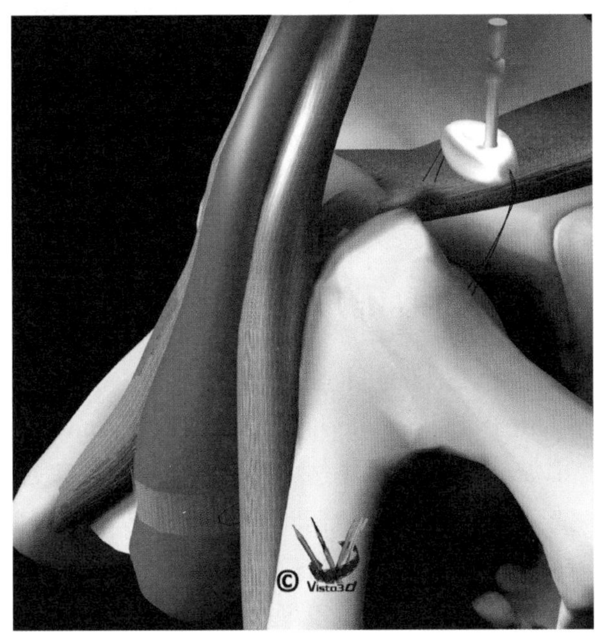

图 9-2 Remeex® 吊带

手术方法:在脊麻下做会阴垂直切口。细致解剖被球海绵体包绕的尿道。在靠近耻骨处锐性刺入泌尿生殖膈筋膜,向上剥离,直至腹直肌筋膜和耻骨上横切口。另一边也是一样。膀胱镜检查膀胱完整性。

然后将线向上拉紧,固定在 Varitensor 上。外部机械臂通过解耦器经过耻骨上切口与 Varitensor 相连。

第二天早晨,通过外部操纵器顺时针或逆时针旋转在患者站立进行 Valsalva 动作时进行张力调节。随后可以在局部麻醉和最小皮肤切口下进行第二次调节[14]。

Remeex®于 21 世纪初推出,在治愈率方面取得了相当不错的结果

(64.7%干燥,19.6%改善),大部分患者在术后早期进行了调整。并发症中有 9.8%膀胱穿孔,一些装置感染导致 Variator 取出以及在口服药物下可缓解的会阴疼痛。

Remeex®和 Argus®的结果相当,都可能需要重新调整。

9.5.1.3 ATOMS®

ATOMS®装置的特点是在球部尿道下放置一个充气垫,通过闭孔器臂固定。皮下腹部端口可通过注射生理盐水来调节垫子。到目前为止,还没有可靠的数据支持这种技术[15]。

必须考虑到,在轻度或中度尿失禁病例中,与人工括约肌相比,可调节的吊带是一种可接受的选择,但会发生会阴疼痛和吊带取出等不良事件。既往放疗应被视为相对禁忌证。

9.5.2 经闭孔吊带

经闭孔吊带是目前男性会阴吊带中最重要且使用最广泛的一种吊带。由于其早在 2005 年就进入市场,AdVance®吊带在 2010 年被改进为 AdVanceXP®吊带,是迄今为止在文献中最常见的吊带。这些大量信息对于研究结果、作用机制和并发症方面有很大帮助。但是,正如可调节吊带所强调的,并不是所有的结果都是相似的,手术操作也不一致,比较往往是有风险的。因此,不可能将单个研究的特定结果转化为综合吊带适应证和放置的通用规则。在对尿失禁的病理生理和吊带作用挑战性理解的回顾中,AdVance®在泌尿外科领域的压倒性存在不能掩盖其他吊带的可用性,这些吊带可能有助于我们的知识累积并推动手术实践朝着简单和更安全的程序发展。

男性经闭孔吊带首次发表于 2007 年。众所周知,女性 TOT 技术在男性中似乎也很有趣,而男女尿失禁机制显然是不同的(对于 TOT 来说,括约肌缺陷是一个非常糟糕的预后因素)。在一项包含 20 名患者的临床研究中,首次出现了支撑尿道可以导致尿道闭合压力从 13 cmH_2O 升高到 86 cmH_2O,尿道长度从 3 mm 增加到 17 mm。尽管后续的结果远不如此令人信服,但吊带的设计从一开始就旨在支撑尿道和括约肌,以延长和加强功能区[16]。

9.5.2.1 AdVance 和 AdVance XP

(American Medical Systems：Minnetonka，Minnesota，USA)

AdVance®是一种采用聚丙烯材料制成的吊带，具有两个由 Tyvek 衬垫保护的经闭孔器臂。它在近端尿道球部周围特殊的逆行尿道位置使其支持并将尿道和括约肌重新定位到在前列腺切除术前的位置。术中测量尿道压力可以进行准确的吊带张力调节。在近端尿道球部出现明显弯曲并对尿道没有直接压迫提示吊带放置良好[17](图 9-3)。

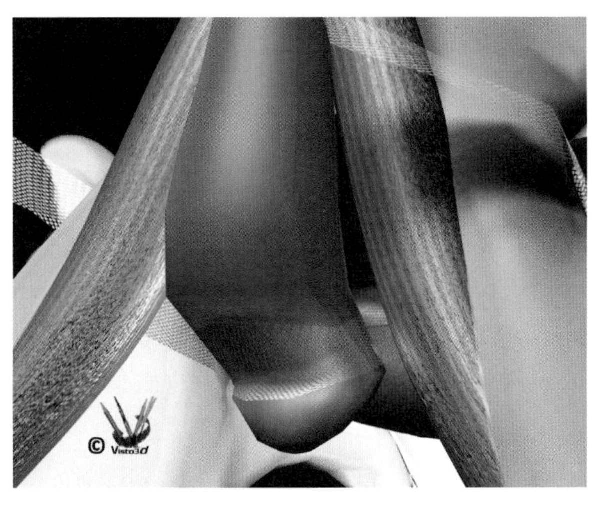

图 9-3 AdVance® 吊带

在第一份长期结果报告[18]中，3 年随访的总体成功率为 75.7%，包括无尿失禁和改善的患者(没有尿失禁的定义，但成功的评价是基于日常尿垫的使用)。3 年治愈率从轻度或中度尿失禁的 58.6%到重度尿失禁的 42.3%。失败率为 18.2%～32.7%。当时，放疗史似乎对结果没有影响。

并发症主要发生在术后早期，主要是排尿困难(9%潴留)和会阴疼痛，甚至可长达 6 个月。随后，随着时间的推移，结果似乎保持稳定。

作者强调吊带的作用机制：吊带在近端尿道球部周围的尿道后缘和尿道下缘，类似于吊床支撑远端尿道括约肌，不直接压迫尿道。尿动力学数据显示，吊带放置后尿道压力和尿流率均无差异。

AdVance®在2010年底演变为AdVance XP®[19]。当移除Tyvek衬垫时，吊带过度紧张可能导致尿潴留。因此，吊带被进行了改进，以确保吊带释放并将其锚定在闭孔膜中。在一项12个月随访的多中心前瞻性研究结果中，显示尿失禁治愈率为67.7%，并且生活质量有所提高。实际上，这是一个不错的结果，但必须观察的治愈率指标包括残余尿量丢失高达5g/d，尿失禁减少>50%被归类为改善。

在一项非随机对照研究中，对AdVance®和AdVanceXP®进行了评估。它们在成功率方面相同，但AdVanceXP®的并发症较少[20,21]。

AdVanceXP®被推广到全世界后，其疗效和稳定性就与时间相关联，但随后发表的一些经验表明了截然不同的观点。在AdVance®植入后平均36个月的随访中，观察到治愈率稳步下降：40%治愈和22%改善[22]。这项针对102名患者前瞻性数据库的回顾性研究表明，术前使用尿垫计数和逼尿肌过度活动是负性风险因素。令人惊讶的是，35%的患者每天使用5个以上的尿垫，这表明尿失禁相当严重，对预后可能产生负面影响[23]。如果我们想要满足患者期望，术前选择非常重要。

然而有趣的是，在一些单中心体验中，结果并不如人所愿。在一项独立于该技术创始者的研究中，1年治愈率仅为9%，改善率为45%，36%的病例没有任何效果，在14%的病例中尿失禁症状加重[24]，这使AdVance®治疗尿失禁的能力受到了质疑。

最重要的是，患者所表达的客观和主观结果之间存在差异，报道生活质量显著改善的患者术后每天仍使用1～2个尿垫[25]。在7个月的随访中，手术成功的患者在随访时间内尿垫使用量逐渐增加(2年时增加了0.9)，但主观结果没有明显改变[26]。

也有人认为，即在吊带放置和张力调整方面，外科医生必须非常谨慎地遵守原始植入技术，但结果可能表明确实存在学习曲线，并且在这种功能性手术中，结果在一定程度上与外科医生相关[24]。

并发症

并发症少见，多发生在术后早期：吊带取出和感染是最严重的并发症，尿潴留最轻微。尿潴留是一种相当常见的并发症(高达46%)，可自行缓解。数据显示，尽管术后尿潴留可能引起困扰，但这可能是尿失禁治愈的一个积极因素，因为所有经历尿潴留的患者最终都会被治愈[27]。

失败原因：滑脱

初始干燥期之后出现延迟失效可能与吊带滑脱有关，吊带放置后1个月内增加体力活动后可能会立即发生滑脱。

导致吊带失效的原因可能包括不适当的适应证、错误的放置或吊带的“滑脱”[28]。MRI被测试作为评估吊带放置的工具，可以帮助了解吊带在恢复尿控方面的作用。3TMRI的T2加权序列能够区分吊带和高信号强度的尿道球部。AdVance®的准确放置与近端球部、膜性尿道后的深压痕有关，从而使尿道和括约肌复合体向上和向前移位[28]（图9-3）。

超声评估持续显示吊带的存在，并在Valsalva动作期间展示了AdVance®对尿道的动态压迫。在尿控良好的患者中，吊带位于耻骨联合的下缘水平，而在仍然失禁的患者中位于更远的位置。AdVanceXP®对尿道的压迫较小，在失禁患者中没有观察到[29]。

这可能是技术故障（吊带位置不正确）和真正故障（吊带定位正确）之间的区别，真正的故障表示可能存在括约肌功能不全，而导致吊带无法发挥作用[17]。在技术故障的情况下，通常不会看到正常的弯曲形态，吊带会被放置在会阴远端或者近端，太靠近尿道（可能是术后滑动的结果）。还有一些报告提示尿失禁加重的患者在Valsalva试验中尿道开口反常，必须在球部周围用缝线稳定地固定吊带。

复发性尿失禁

与先前的InVance[30]相反，吊带失效后进行人工括约肌植入不需要拆除AdVance®，这似乎是一种安全的手术[31]。袖带被放置在球部尿道，吊带远端。吊带始终保留在原位。此手术并不比初次植入更具挑战性，结果与初次手术的患者相同[32]。

9.5.2.2 I Stop TOMS®

(CL Medical, Sainte Foy lès Lyon, France)

I Stop TOMS®是一种聚丙烯单丝不可延展吊带，中央部分为2.8 cm（22 mm宽），放置在球部海绵体肌和球部尿道下方。2个，随后是4个闭孔臂带来张力并稳定装置（图9-4）。

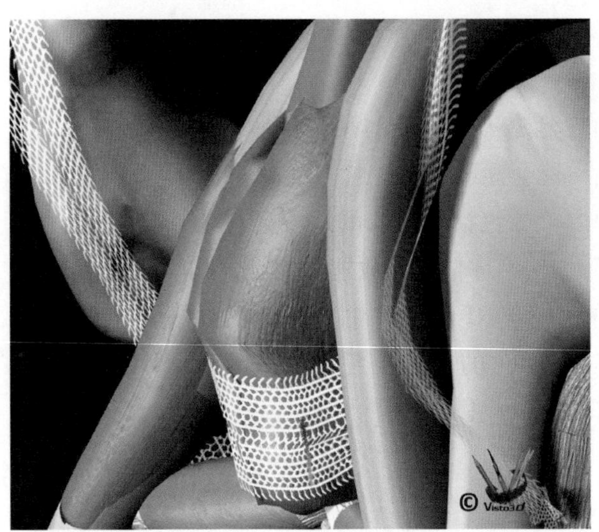

图 9-4 I Stop TOMS® 吊带

通过会阴切口进行的剥离是最小的，臂部通过从外向内的经闭孔途径插入[33]。张力调整是通过牵拉前肢和后肢来实现的，以便在没有弓弦效应的情况下对球海绵状肌肉进行轻柔而均匀的压迫。六针固定吊带在肌肉和海绵体上。

这种会阴尿道下吊带起到适度的压缩尿道支撑作用[34]。初步报告显示，对于轻度和中度尿失禁患者，治愈或改善效果令人鼓舞，没有失败和尿潴留。

在 1 年的随访中，治愈率(不用尿垫)为 59.4%，总体改善率为 87%；13%的患者没有改善。所有入选的患者均有轻度或中度尿失禁，无放疗史。该手术安全性较高，几乎没有并发症，无尿潴留，没有严重会阴疼痛(术后早期 VAS 平均为 2.7 分)，切口感染非常罕见[33]。有趣的是，对于“压迫性”吊带来说，术前和术后的最大尿流率相似。这些结果与 1 年随访的 AdVance® 非常接近，术后并发症较少，并且在用于尿道损伤的疑难病例时将显示出优势[35]。

在一项多中心研究[33]中，尽管尿控定义一致，即使采用了共同的选择标准，不同中心之间的治愈率仍存在显著差异，这突显了功能性手术与外科医生相关的事实。

在一项随访 2 年的单中心研究中，尿控率保持稳定，57%的患者得到治愈，90%的患者改善(每天使用 0 或 1 个尿垫)[36]，与人工括约肌相比具有更积极的意义。

有前景的 I-STOP TOMS®能够实现足够的尿道下支持，以获得良好的尿控而不引起梗阻或其他不良事件。

9.5.2.3 源自 Gynemesh PS®的经闭孔吊带

(Ethicon, Johnson & Johnson, USA)

一种新的经闭孔男性吊带以从内向外方式插入，除了 3 次耻骨上导尿管插管外没有并发症[37]。在 2 年的随访中，有 50%的患者不再使用尿垫，33%的患者得到改善，主观满意率为 72%[38]。不幸的是，25%的失败发生在术后第一年之后，可能的解释是某种尿道萎缩、与既往放疗或膀胱颈手术等合并症有关。在该研究中，尿失禁的严重程度似乎与功能结果无关，但肥胖显然是一个负面预后因素。

9.5.2.4 四臂二次吊带

目前可用的经闭孔吊带是持续研究的结果，旨在同时实现两个主要目标：高尿失禁治愈率和少并发症。将这些目标结合起来相当具有挑战性，因为在没有最小尿道压迫的情况下，支持尿道和改善括约肌功能是不可能的。

2001 年以来，女性手术已经证明，经闭孔尿道手术是安全且可重复的。但是男性手术对外科医生的自由度并不高，因为会阴解剖是必须的，而周围的复杂结构(球茎、尿道、海绵体、血管和骨骼)却有其自身规律。由于无法改变经闭孔径路，因此使用常规 20 mm 宽度的吊带无法完全避免术后滑脱、绳索效应和尿道压迫。因此，人们开始追求另一种设计以实现更好的稳定性，更大的尿道压迫区域和无绳索效应，四臂设计应运而生，其具有两个额外的耻骨前臂。更好的临床结果仍有待于在日常实践中观察。

Quadratic Virtue® 吊带(Coloplast Corporation, Minneapolis, Minnesota, USA)已于 2011 年首次亮相[39]。新设计主要通过术中测定尿道压力(RLPP)增加尿道压迫。根据已发布的数据，平均 RLPP 从

33 cmH_2O跃升至68 cmH_2O。过度矫正或过度尿道压迫可能会增加尿潴留的发生率。令人失望的是，Virtue®的研究在排尿困难和尿潴留方面提供的信息非常有限。

考虑到第一次试验的糟糕结果[40]，为了稳定张力并防止术后吊带松动，该技术已经进行了改进，额外缝合海绵体和耻骨骨膜。中位随访22个月后，改良技术的尿控率为45%(标准术式为7%)，同时并发症很常见：术后尿潴留率为63%，会阴疼痛为45%[41]。

同样的方法也被应用于另一种二次型吊带——Aspide®男性吊带(Aspide Medical, Saint Etienne, France)(图9-5)。

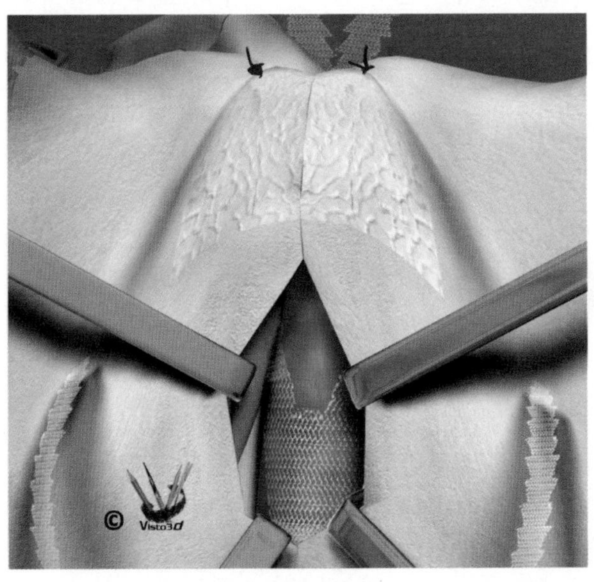

图9-5 Quadratic Aspide® 吊带

目前为止，二次型吊带并没有达到预期的效果。随访时间仍然较短，无法从现有数据中得出结论。

9.6 指征

如果只有45%的患者报告尿失禁相关困扰的满意结果，那么吊带的效果可能令人沮丧[42]。

人工括约肌被认为是金标准。相对而言，吊带更易使用、更"友好"，但在某些情况下效果较差。

术前尿失禁的严重程度是吊带置入后成功的最重要预后因素之一[43]。与24小时尿垫重为200 g的患者相比，24小时尿垫重为400 g的患者通过AdVance®获得治愈的概率要低80%。与总体治愈率51.6%相比，24小时尿垫重超过200 g的患者治愈率仅为28.5%[44,45]。严重尿失禁可能会导致高达78%的失败率[46]。尽管尿动力学检查不是常规推荐的，但水压＜57 cmH_2O的尿道压力与失败风险增加6倍相关。

尿失禁严重程度在所有已发布的数据中都被视为准确指征的基石。任何吊带在严重尿失禁的情况下都常常与效果不佳相关。轻度和中度尿失禁并伴有良好残余括约肌功能是使用吊带的最佳适应证，但仍然缺乏标准化和广泛接受的定义。在临床上，通过"再定位测试"可以帮助选择这些病例；它包括在柔性膀胱镜检查过程中，在手动重新定位尿道的情况下评估括约肌的闭合情况。宽阔开放的尿道，没有可见的括约肌功能，这绝对是一个不好的适应证。

患者的期望非常高，他们会要求通过任何技术治愈疾病。但失败率与必须在术前进行仔细检查的各种标准相关[47,48]。这些标准可能导致医疗决策倾向于不同的技术方案，而患者则并不总是能够准备好接受这些方案。

之前的放疗也同样如此。在这种情况下，患者存在失败的风险(60%)，应该被告知并接受咨询[19]。放疗后，正如理论所述，对于吊带疗效的再定位效应可能不起作用[49]。放疗可引起括约肌功能不足、活动性和弹性的丧失，更不用说尿道"协同"区域的长度了。由于患者数量少，尚没有统计学验证。但手术失败可能会导致尿失禁的恶化，这对于接受手术以提高生活质量的患者来说是一个非常困扰的结果。实际上，43%接受放疗的患者在手术后比术前恶化，而未接受放疗的患者只有3%[50,51]。在这种情况下，吊带的使用必须非常谨慎。

在对AdVance®置入后的病历进行回顾性研究中，考虑了2个组[2]：

理想患者：轻度到中度尿失禁，每天不超过4个尿垫或尿液丢失量不超过 300 g，膀胱镜检时尿道括约肌外观完好，无分段缺损；无盆腔放疗或冷冻疗法史，无尿道或膀胱颈狭窄手术史，无膀胱过度活动症。排尿时逼尿肌自主收缩，残余尿量<100 mL。

非理想患者多数为重度尿失禁。

非理想组的结果比前者要差，术前重度尿失禁患者术后尿控虽有改善，但患者满意度较低(30%)[2]。

预后最差的男性患者应以选择人工括约肌为导向，以尽可能避免二次抗失禁手术[52]。但是，即使遵循最佳适应标准，也不能保证手术完全成功[31]。当然了，在"非理想"患者上置入吊带也并不意味着一定会失败。这种不一致性表明了我们了解尿失禁真正原因的困难，以及我们缺乏临床可靠的测试，也限制了患者所期待的建议：当人工括约肌应该是最佳选择时，如果患者拒绝液压装置，经过充分告知其负面预后特征后，放置吊带是可以接受的。

在获得满意疗效和缓解患者症状方面，患者的选择几乎与手术技术一样重要。慎重选择患者是学习曲线的一部分。这是保留吊带用于男性尿失禁手术的条件。

（罗爱平 陈巧琳 译　林厚维 审）

参考文献

[1] Bochove-Overgaauw D, et al. (2011) Adjustable sling for the treatment of all degrees of male stress urinairy incontinence. Retrospective evaluation of efficacy and complications after a minimal follow-up or 14 months. J Urol, 185: 1363 - 1368.

[2] Sturm R, et al. (2014) Comparison of clinical outcomes between "ideal" and "non ideal" transobturator male sling patients for treatment of post prostatectomy incontinence. Urology, 83: 1186 - 1189.

[3] Novara G, et al. (2012) AdVance male sling in post prostatectomy urinary incontinence: more data available and some questions still open. Eur Urol, 62: 146 - 147.

[4] Carlson K. (2008) Suburethral slings for post prostatectomy stress urinary incontinence. Can Urol Assoc J 2: 5.

[5] Stern J, et al. (2005) Long-term results of the bulbo urethral sling procedure. J Urol, 173: 1654 - 1656.

[6] Madjar S, et al. (2001) Bone anchored sling for the treatment of post prostatectomy incontinence. J Urol, 165: 72 - 76.

[7] Bauer R, et al. (2011) Contemporary management of post prostatectomy incontinence. Eur Urol, 59: 985 - 996.

[8] Papin G, et al. (2012) Évaluation du positionnement de la bandelette rétro-urétrale transobturatrice par IRM pelvienne statique et dynamique. Prog Urol, 22: 602 - 609.

[9] Paparel P, et al. (2009) Recovery of urinary continence after radical prostatectomy: association with urethral length and urethral fibrosis measured by preoperative and postoperative endorectal magnetic resonance imaging. Eur Urol, 55: 629 - 639.

[10] Soljanik I. (2011) Urodynamic parameters after retro urethral transobturator male sling and their influence on outcome. Urology, 78(3): 708 - 712.

[11] Horstmann M, et al. (2012) Pre and postoperative urodynamic findings in patients after bulbourethral composite suspension with intraoperative urodynamically controlled sling tension adjustment for post prostatectomy incontinence. Urology, 79: 702 - 707.

[12] Han J, et al. (2011) Treatment of post prostatectomy incontinence with male slings in patients with impaired detrusor contractility on urodynamics and/or who perform Valsalva voiding. J Urol, 186(4): 1370 - 1375.

[13] Nadeau G, et al. (2014) Retrospective evaluation of efficacy and safety of Argus sling for treatment of male stress urinary incontinence: the Canadian experience. J Urol Suppl, 191: e338.

[14] Sousa-Escandon A, et al (2007) Adjustable suburethral male sling (Male Remeex System) in the treatment of male stress urinary incontinence. A multicentric European Study. Eur Urol, 52: 1473 - 1480.

[15] Buresova E et al, (2013) Surgical treatment of post prostatectomy incontinence. Eur Urol Suppl, 12: e1143.

[16] Rehder P, et al. (2007) Transobturator sling suspension for male urinary incontinence including post radical prostatectomy. Eur Urol, 52: 860 - 867.

[17] Chan L, et al. (2014) The role of transperineal ultrasound in evaluation of the failed male transobturator sling — separating technical failure from true failure. J Urol, 191(4S): e405.

[18] Rehder P, et al. (2012) Treatment of post prostatectomy male urinary incontinence with the transobturator retroluminal repositioning sling suspension: 3-year follow-up. Eur Urol, 62: 140 - 145.

[19] Gupta S, et al. (2014) The male transobturator sling has a high reoperation rate and increased cost in men with a history of radiation after prostatectomy: a cost based analysis. J Urol, 191(4S), e342.

[20] Gozzi CH, et al. (2014) The AdVanceXP sling: results of a prospective multicentre study. J Urol, 191(4S), e342.

[21] Cornu JL, et al. (2014) Comparative study of AdVance and AdVanceXP male slings in a tertiary reference centre. Eur Urol, 65: 502 - 507.

[22] Zukerman J, et al. (2014) Extended outcomes in the treatment of male stress urinary incontinence with transobturator sling. Urology, 83: 939 - 945.

[23] Morey A. (2015) Re: Extended outcomes in the treatment of male stress urinary incontinence with transobturator sling. J Urol, 193(1): 223 - 224.

[24] Cornel E, et al. (2010) Can AdVance transobturator sling suspension cure male urinary postoperative stress incontinence? J Urol, 183: 1459 - 1463.

[25] McKenzie G, et al. (2013) Treatment of post prostatectomy male urinary incontinence with the AdVance male sling: an early experience. Int J Surg, 11: 724.

[26] Li H, et al. (2012) Therapeutic durability of the male transobturator sling: midterm patient reported outcome. J Urol, 187: 1331 - 1335.

[27] Hall M, et al. (2012) Postoperative urinary retention after mal sling insertion is a positive prognostic factor for sling success. J Urol Suppl, 187: e39.

[28] Pistolesi D, et al. (2014) Could the sling position influence the clinical

outcome in male patients treated for urinary incontinence? A magnetic resonance imaging study with 3 Tesla system. Urology, 83 (2): 471 - 476.

[29] Chan L, et al. (2013) Dynamic compression of the urethra — 2D and 3D ultrasound imaging of the male transobturator sling with medium term follow-up. J Urol, 189(4S): e428.

[30] Belot P, et al. (2012) Traitement de l'incontinence urinaire d'effort après prostatectomie: résultats du sphincter artificial après échec de bandelette sous uréthrale. Prog Urol, 22: 644 - 649.

[31] Lentz A, et al. (2012) Outcomes following artificial sphincter implantation after prior unsuccessful male sling. J Urol, 187: 2149 - 2153.

[32] Abdou A, et al. (2012) Thérapie de sauvetage par implantaiton d'un sphincter artificial urinaire après échec de bandelette AdVance pour incontinence urinaire après prostatectomie: une expérience monocentrique. Prog Urol, 22: 650 - 656.

[33] Grise P, et al. (2012) I - Stop TOMS transobturator male sling, a minimally invasive treatment for post prostatectomy incontinence: continence improvement and tolerability. Urology, 79: 458 - 464.

[34] Grise P, (2006) Incontinence after prostatectomy: the transobturator I - STOP male sling as a new treatment option. Eur Renal Genito Urinary Dis, 2006: 69 - 70.

[35] Crites M, et al. (2012) Transobturator male slings: comparison of two meshes. AUA, Poster presented in American Association of Urology Congress 2012.

[36] Drai J, et al. (2013) The two-year outcome of the I - Stop TOMS transobturator sling in the treatment of male stress urinary incontinence in a single centre and prediction of outcome. Prog Urol, 23: 1494 - 1499.

[37] de Leval J. (2008) The inside-out transobturator sling: a novel surgical technique for the treatment of male urinary incontinence. Eur Urol, 54: 1051 - 1065.

[38] Leruth J, et al. (2012) The inside-out transobturator male sling for the surgical treatment of stress urinary incontinence after radical prostatectomy: midterm results of a single-centre prospective study.

Eur Urol，61：608－615.
[39] Comiter C，et al.（2012）A new quadratic sling for male urinary incontinence：retrograde leak point pressure as a measure of urethral resistance. J Urol，187：563－568.
[40] Trost L，et al.（2013）Long-term outcomes of patients undergoing the standard versus modifi ed technique for Virtue male sling placement. J Urol Suppl，189(4S)：e163.
[41] Comiter C，et al.（2014）The Virtue sling — a new quadratic sling for post prostatectomy incontinence — results of a multinational clinical trial. Urology，84：433－439.
[42] Rijo E，et al.（2012）Post radical prostatectomy incontinence：patient perceived outcomes after the AdVance male sling procedure. Eur Urol Suppl，12：191－235.
[43] Collado Serra A，et al.（2013）AdVance/AdVanceXP transobturator male slings：preoperative degree of incontinence as predictor of surgical outcome. Urology，81：1034－1039.
[44] Kowalik C，et al.（2014）AdVance Male sling：preoperative pad weight as a predictor of surgical outcome. J Urol，191：e345.
[45] Bauer R，et al.（2011）Mid-term results for the retroluminal transobturator sling suspension for stress urinary incontinence after prostatectomy. BJU Int，108：94－98.
[46] Siegler N，et al.（2013）Bandelette sous uréthrale AdVance：résultats à moyen terme：selection des patients et facteurs prédictifs. Prog Urol，23：986－993.
[47] Collado SA，et al.（2013）AdVance/AdVanceXP transobturator male slings：preoperative degree of incontinence as predictor of surgical outcome. Urology，81：1034－1039.
[48] Zuckerman J，et al.（2013）Transobturator male sling：is there a learning curve. Can J Urol，20：6768－6772.
[49] Bauer R，et al.（2011）Results of the AdVance transobturator male sling after radical prostatectomy and adjuvant radiotherapy. Urology，77(2)：474－480.
[50] Torrey R，et al.（2013）Radiation history affects continence outcomes after AdVance transobturator sling placement in patients with post prostatectomy incontinence. Urology，82：713－717.

[51] Soljanik I, et al. (2012) Morphology and dynamics of the male pelvic floor before and after retrourethral transobturator sling placement: first insight using MRI. World J Urol 31: 629 - 638.

[52] Morey A (2014) Re: comparison of clinical outcomes between "ideal" and "non ideal" transobturator male sling patients for treatment of post prostatectomy incontinence. J Urol, 192: 1143.

10. 收缩装置

温琴佐·利·马尔齐　基亚拉·奇尼　塞尔吉奥·塞尔尼
朱利奥·德尔·波波洛

10.1 引言

正常排尿周期要求膀胱和括约肌作为一个协调单位工作。膀胱有两个功能：松弛储存尿液（储尿期或充盈期），收缩排空膀胱（排尿期）。在充盈期，膀胱是一个低压储液器。排尿时，逼尿肌收缩，内外括约肌松弛以完全排空膀胱。尿道括约肌有两个功能：收缩储存尿液，松弛排出尿液。在尿液储存期间，尿道括约肌保持关闭以防止尿液流失。在排尿期开始时，尿道括约肌打开，使膀胱排空。尿道固有括约肌功能障碍（intrinsic sphincter dysfunction，ISD）是一种严重的括约肌功能的损害，可导致压力性尿失禁（stress urinary incontinence，SUI），即尿道始终处于开放状态，并可能持续漏尿。男性 ISD 的危险因素包括根治性前列腺切除术（radical prostatectomy，RD）、经尿道前列腺切除术（transurethral resection of the prostate，TURP）、既往膀胱颈或尿道手术、盆腔放疗、盆腔外伤和神经系统疾病。患有 ISD 的患者报告了典型的压力性尿失禁病史。患者最常见的主诉是在改变体位时（例如从坐位到站立位）无意识地尿液流出。当膀胱压力超过尿道压力时，例如咳嗽、打喷嚏或进行 Valsalva 动作时，会出现尿液流出。

男性压力性尿失禁的手术方式包括三种常见的解决方案。① 填充剂植入：使用多种物质包括牛胶原蛋白和硅胶微粒注入尿道，增加尿道壁的厚度，增加尿液流动的阻力。所有填充剂都存在类似的问题，包括需要多次注射、效果随时间的推移而减弱和治愈率低。这种方法的一个局限性是可能会引起膀胱出口梗阻(bladder outlet obstruction,BOO),导致排尿后残留尿增加。由于该术式持续时间短、效率低,因此2009年国际尿失禁咨询委员会(International Consultation on Incontinence,ICI)将膀胱填充剂排除在男性尿失禁专业治疗方法外,这与之前ICI 2005年版相反[1]。② 男性尿道吊带术是基于尿道腹侧表面被外部压迫的理论。在中期,不同类型的男性吊带手术都取得了良好的结果。最佳选择是既往未接受过放疗、有轻度和中度尿失禁的患者(见第9章)。③ 人工尿道括约肌(artificial urinary sphincter,AUS)由一个环绕在尿道球部的充气袖套和一个硅胶压力调节球囊(PRB)组成,该袖套与放置在阴囊内的控制泵相连,可分别对尿道进行压迫和排尿。生物尿道括约肌通过黏膜对合、压迫和压力传导来阻止尿流。AUS通过以下方式模拟生物尿道括约肌:在尿液储存期间提供具有闭合远端括约肌的正常膀胱出口,以及在自主排尿期间提供具有松弛括约肌的开放出口。近年来,为了保持良好的成功率并改善AUS 800的一些缺点(高成本、并发症多、插入相对困难),研究者们已经开发出了新的设备[3]。

给患有SUI的男性患者植入收缩装置的适应证包括根治性前列腺切除术、单纯性前列腺切除术或经尿道前列腺切除术(TURP)后的尿失禁(PPI)。根治性前列腺切除术后的SUI是最常见的适应证。在前列腺切除术后应至少延迟6个月进行收缩装置植入;大多数泌尿外科医生至少推迟1年进行手术,因为在此期间患者的尿控往往会有所改善。其他较少见的适应证包括由于括约肌功能低下和(或)膀胱颈功能不全引起的神经源性SUI,例如脊髓脊膜膨出或脊髓损伤(SCI)患者。

尽管出现了许多有前景的男性SUI微创手术治疗方法,如尿道吊带、可调节的尿控装置和未来可能的干细胞治疗,但AUS仍然是过去40年来男性SUI的"金标准"治疗方法。不同的适应证意味着需要考虑不同的问题,包括神经源性尿失禁或接受膀胱重建(或增大)的患者;对于膀胱功能异常或需要间歇导尿的患者,必须仔细评估,选择更安全有效的手术方案。

10.2 人工尿道括约肌

人工尿道括约肌(AUS)于 1972 年问世,现已成为治疗由括约肌功能障碍引起的男性持续性、中度和重度 SUI 的金标准治疗方法[4]。AUS 已被证明具有长期疗效和持久性[3, 5-7]。在接下来的 40 年里,引入了新装置和新组件的设计(1987 年引入了窄背袖套),手术方法也发生了变化(2000 年代引入经会阴和(或经阴囊途径)。据估计,目前全球约有 15 万名患者植入了 AUS[8]。

AUS 800 (AMS800, Minnetonka, MN, USA)(图 10-1)不仅代表了 PPI 治疗的黄金标准,而且代表了对于男性和女性而言普遍存在的难治性尿失禁的金标准。它由一个压力调节球囊、一个可充气袖套和一个控制泵组成。球囊具有压力调节和液体储存的双重功能。球囊储液器具有三种预设压力: 51～60、61～70 和 71～80 cmH_2O。使用最低所需压力来关闭尿道。通常将球囊储液器放置在下腹部。对于不复杂的球部尿道袖套,通常选择预设压力为 61～70 cmH_2O 的球囊储液器。对于膀胱

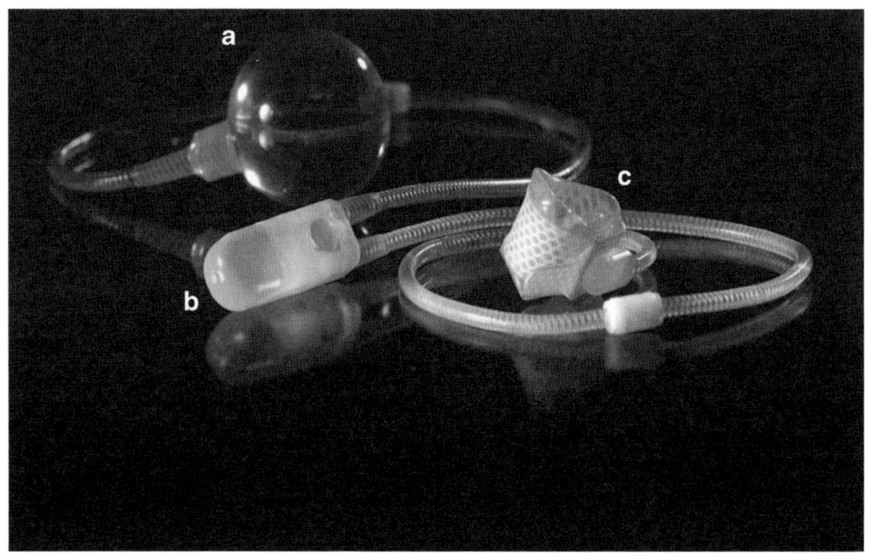

图 10-1 人工尿道括约肌 AMS 800

(a) 调压球囊;(b) 控制泵;(c) 充气袖套。

颈袖套，选择压力为 61～70 cmH_2O 和 71～80 cmH_2O 的球囊储液器，因为需要更高的压力来阻塞膀胱颈[9]。可充气袖套具有可变长度，可对尿道或膀胱颈进行圆周性压缩。袖套尺寸范围为 3.5～11 cm，调节的增量为 0.5 cm。对于成年男性，袖套放置在阴茎球部尿道周围。袖套尺寸基于膀胱颈或阴茎球部尿道的周长，适合阴茎球部尿道的袖套长度范围为 3.5～5.5 cm。通常情况下，成年男性选择 4.0 cm 的袖套。控制泵包含单向阀门、延迟充气电阻、锁定装置和放气泵。控制泵体积小，可以轻松隐藏在海绵体内(或女性的阴唇)。延迟充气电阻负责自动充气袖套。袖套充气时间为 3～5 分钟，尽管膀胱排空时间更短。该型号的一个独特之处在于锁定装置，可以使袖套长时间处于放气状态。锁定装置是位于控制泵侧面的一个小按钮。

AUS 在美国泌尿外科医生实施的尿失禁手术中约占 12%，这一比例在过去 10 年中一直保持稳定[10]。对于重度 SUI，AUS 是唯一经过验证、提供一致结果的装置。最早报道的客观治愈率为 100%[2]，迄今为止，有 95%的成年患者早期获得了满意的尿控[11]。只要患者使用功能正常的 AUS，其疗效和满意度都很高[12]。由于目前尚缺乏对尿失禁和治愈的统一定义，并且缺乏更客观的工具(例如标准化的尿垫测试)，无法根据现有文献估计 AUS 植入后的治愈率。在最近的一篇关于男性患者 AUS 植入术后长期结果的系统综述中，尿垫或改善率为 79%(范围为 61%～100%)，而控尿率为 4.3%～85.7%[13]。虽然这是 AUS 质量的证据，但它引起了对患者选择和手术并发症的关注。

10.2.1 干预时机和患者选择

关于男性 SUI 的外科治疗时机，无论是良性还是恶性疾病，目前没有明确的数据。一段时间的观察等待辅以保守治疗措施，特别是盆底肌训练(PFMT)，似乎是一个合理的选择。因此，保守治疗可以尝试 6～12 个月的时间，具体取决于患者是否有进展[14]。Van Kampen 等人已经证明，盆底肌肉的凯格尔运动有助于加速恢复控尿[15]。Filocamo 等人在 2005 年报告了一项随机试验的结果，该试验表明经过 6 个月 PFMT 后的尿控改善优于对照组(94.6% vs. 65%，$P \leq 0.001$)。尽管这种差异具有统计学意义，但在随后的 1 年内有所下降(98.7% vs. 88%)，并且不再显著[16]。因此，重要的是要了解是否有尿控恢复的情况。在进行手术治疗之前，必须尝试所有保守治疗措施，并通过详细的临床病史和尿动力学评估确定尿失禁的程度(每天使用的尿垫数量和尿垫重量)以及尿失禁的类型(压力型和压力为主型)。

建议在手术治疗前，应进行基本评估，包括病史、体格检查、尿液分析和排尿后残余尿的测量。患者应进行泌尿生殖系统检查，并评估其对植入 AUS 装置的身体和精神适应能力。重要的是回顾尿失禁的病因和持续时间、既往泌尿生殖系统病理学(肾结石或非肌层浸润性膀胱癌)、尿路感染、尿失禁的程度和主观困扰。频率-容量图或排尿日记(指示白天和夜间的排尿频率、尿失禁发作、排尿容量、24 小时尿量等)也是有帮助的[14]。仅在怀疑肾功能受损或频率-容量图中记录为多尿(没有利尿剂的情况下)时，才建议进行血液检测(BUN、肌酐、葡萄糖)；如果怀疑膀胱上皮癌，则建议继续进行尿液细胞学检查[17]。

进一步评估应根据具体患者进行调整。尿道膀胱镜检查有助于验证尿道壁的完整性(经尿道前列腺切除术后尿失禁时远端括约肌机制的前部，盆底自主收缩等)和膀胱的状态(小梁形成、结石、憩室等)[18]。

对比研究包括排尿性膀胱尿道造影，当怀疑膀胱去神经支配时(例如，在直肠腹-会阴切除术后)、膀胱输尿管反流和膀胱憩室[19]，可能会显示膀胱颈开放。排尿性膀胱尿道造影检查中，2 级或更高级别的膀胱输尿管反流应在置入人工尿道括约肌之前进行纠正，因为人工尿道括约肌可能会加重反流。

超声广泛应用于评估上尿路以及排尿后的残余尿检查。许多研究支持在手术前进行尿动力学检查，以检测可能限制手术成功的因素，即使已知 RP 后的尿失禁是继发于 ISD[20]。然而，一些研究者对尿动力学在预测手术结局方面的价值提出了质疑。Thiel 等人分析了 86 名患者的数据，以确定尿动力学或临床参数是否能够预测 RP 后尿失禁患者的 AUS 治疗效果[21]。在逼尿肌过度活动(DO)($P=0.92$)，首次感觉较低($P=0.52$)，膀胱顺应性较低($P=0.38$)和膀胱容量小于 300 mL($P=0.58$)的患者中，与没有这些发现的患者相比，并不能预测 AUS 失败，但在某些情况下可能是 AUS 植入后肾脏损伤的危险因素。未发现任何临床参数与每日使用的尿垫数量呈统计学相关。年龄较大的患者倾向于感知改善程度较低。作者没有找到任何临床或尿动力学参数作为 RP 后尿失禁患者置入 AUS 的禁忌证。逼尿肌过度活动(DO)患者表现为临床混合性尿失禁。关于 DO 和 ISD 孰先治疗,一直存在争议。我们建议首先治疗 DO。另外,在对接受 AUS 治疗的前列腺切除术后患者进行回顾性研究中,作者表明,术前膀胱过度活动(OAB)的患者中有 29%的患者 OAB 得到缓解;另一方面,新发 OAB 的发生率为 23%[22]。所有患者均应同时接受抗胆碱药物治疗,如果 DO 持续存在,可以使用骶神经调节或逼尿肌内注射肉毒杆菌毒素。

10.2.2 手术技术

在知情同意过程中,应讨论 AMS 800 植入可能出现的并发症。患者应了解,在设备激活之前(手术后 4～8 周)在的康复过程中会出现失禁。手术室工作人员和外科医生应熟悉所需设备以及手术步骤,并应在手术前了解假体植入程序,给予患者预防性广谱抗生素(通常为氨基糖苷类联合万古霉素)。Magera 等人报道称,术前使用 4%氯己定擦洗的患者术中出现会阴菌群定植的可能性会降低 75%[23]。最近的一项随机试验显示,氯己定-酒精制剂较碘伏更能减少手术部位的凝固酶阴性葡萄球菌的定植[24]。

标准的手术方式是将患者置于仰卧截石位,切开会阴(图 10 - 2),以便在球部尿道周围放置袖套(图 10 - 3 和 10 - 4),同时通过下腹部切口放置压力调节气囊和阴囊控制泵。为了在阴囊植入控制泵,必须创建一个皮下或阴囊皮下囊袋。控制泵应该放置在患者的惯用手侧(图 10 - 5)。建议在术后即刻使用小型 Foley 导尿管(14Ch)。在愈合过程中,袖套必须固定在打开的位置。

据报道,该手术方法的变体(表 10 - 1)包括经海绵体植入、阴囊横向植入和膀胱颈植入[25,26]。另外,可以植入双袖套 AMS800,而不是单袖套[27]。

表现出较高糜烂风险的尿道受损患者(先前 AUS 置入、放疗、尿道成

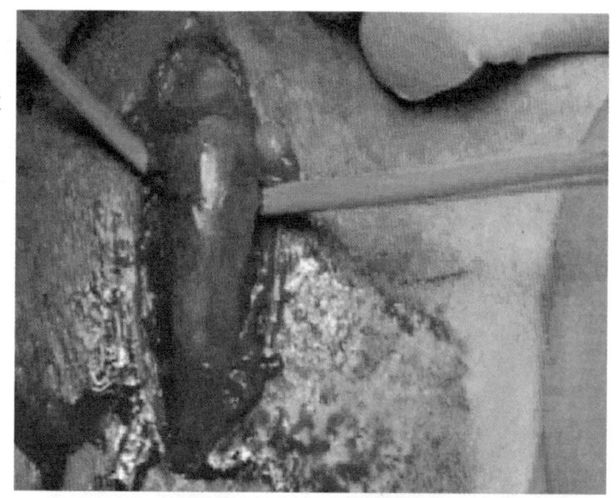

图 10－2　阴囊下方的会阴切口

暴露球部尿道，并在其周围放置血管阻断带。

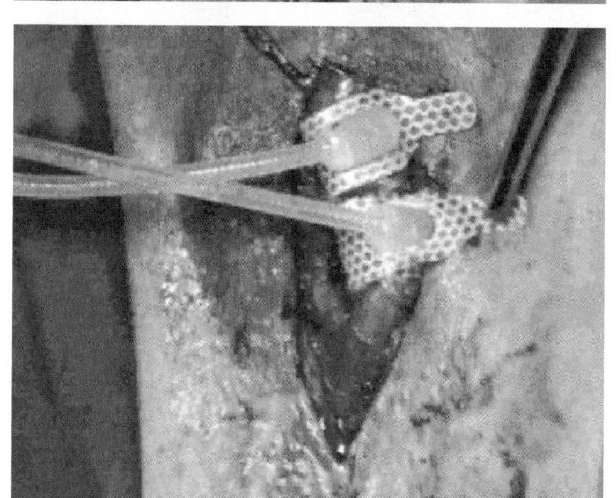

图 10－3　双袖套

本病例中，一名 63 岁男性接受了根治性前列腺切除术和放疗，在球部尿道周围放置双袖套。

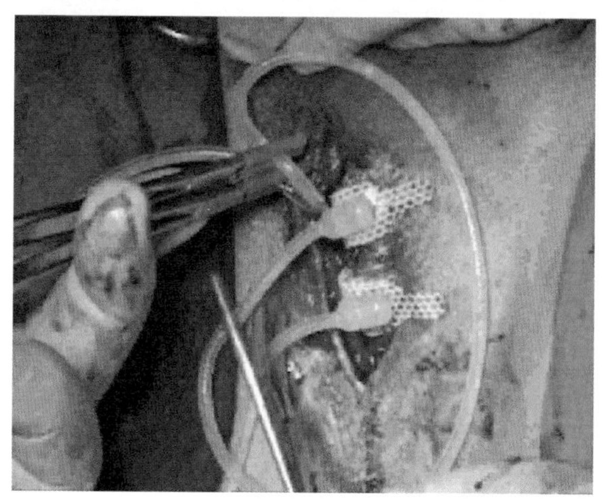

图 10－4　袖套连接的显示

两个袖套的标签向背侧旋转。

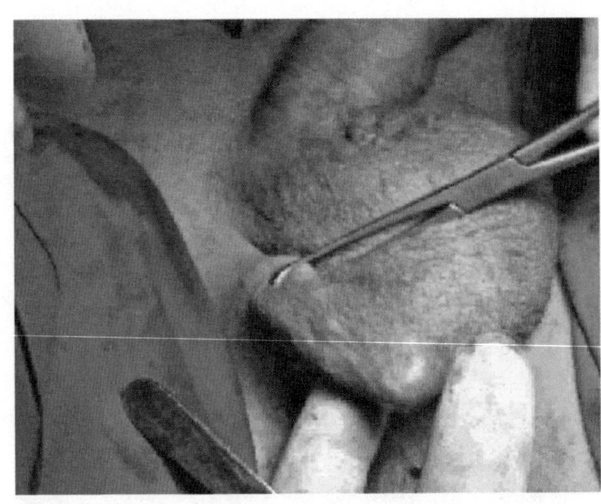

图 10-5　控制泵的阴囊植入

通过会阴切口，建立一个皮下囊袋，将控制泵植入阴囊。对于这名右手为惯用手的患者，在手术中将控制泵置入同侧。

形术或手术改变）可能受益于使用 51～60 cmH_2O 的储液囊。对于具有放射治疗史的患者，除了低压力的储液囊，一些作者还主张采用经海绵体袖套或双袖套植入（图 10-3）[25,27]。

表 10-1　人工尿道括约肌植入技术：改进和创新

可能的方法
会阴
阴囊横向
腹腔镜或机器人辅助手术[a]
可能的袖带放置
标准（球部尿道）单袖套
标准（球部尿道）双袖套
经海绵体
膀胱颈
装置调整
InhibiZone®（抗生素涂层 AUS）
更小的 3.5 cm 袖带

[a]神经源性男性或女性患者

在 Wilson 等人首次描述的阴囊横向 AUS 植入法中，高位阴囊横向切口可很好地使之进入近端球部尿道、耻骨后和内膜间隙。这种方法允许通过单个切口植入全部三个组件。在笔者看来，这种技术比双切口会阴入路具有一些优势：它只需要一个切口，植入速度比标准的双切口方法快，并且在患者仰卧位进行阴囊切口时，尿道活动度更大，有助于后续的解剖操作[28]。

经海绵体技术是通过利用海绵体白膜来增加尿道周径，以保护背侧尿道壁。这种技术最早由 Guralnick 等人描述，适用于尿道直径较小或由先前手术引起的萎缩或纤维化的患者[25]。2008 年，Aaronson 等人证实了经海绵体植入 AUS 的安全性和有效性[29]。

最近，腹腔镜和机器人辅助手术方式被引入；迄今为止，研究主要涉及女性或神经源性患者[30-32]。

10.2.3 并发症

AUS 植入后的并发症包括感染、糜烂、装置故障和持续或复发性尿失禁，这导致平均再手术率为 26%（范围为 14.8%～44.8%）[13]。

器械感染是一种相当罕见的短期并发症，通常发生在植入后平均 3.7 个月[33]，临床特征包括发热、局部压痛和红斑，通常伴有 AUS 组件与皮肤的粘连。在这种情况下，必须取出 AUS 以解决感染问题。新的手术只能在 3～6 个月后进行。

尿道袖套糜烂的发生率是多变的，其病因是多因素的，但以往的经验提示应避免对尿道施加高压。患者主要表现为排尿困难和血尿，通过尿道膀胱镜检查可以进行诊断。尿道袖套糜烂的处理通常包括移除 AUS，并在尿道内放置导尿管 3 周。在移除后至少 3～6 个月后，可以重新植入新的 AUS，并通过尿道膀胱镜检查来确认尿道上皮的愈合情况[34]。膀胱尿道造影可以用于显示有袖套引起的尿道壁糜烂所致的瘘管、狭窄或尿道憩室的愈合。

Van der Aa 等人发现 AUS 植入后感染和糜烂的平均发生率为 8.5%（范围为 3.3%～27.8%）[13]。2008 年，引入了一种涂有抗生素的版本（InhibiZone®，米诺环素和利福平），以降低围术期感染率[35]。然而，在连续426例患者的回顾性研究中，de Cógáin等人认为该程序只增加了不必要的成本[36]。

尿道糜烂的一个重要原因是侵入性操作(包括导尿)。避免这些干预措施和更好地了解装置可能会减少这种并发症的发生。在感染的情况下，应移除整个装置，3～6个月后可以植入另一个AUS。在发生糜烂的情况下，需要将尿道导管放置3周以促进尿道的愈合[37]。Linder等人比较了初次AUS植入和补救病例(之前植入的AUS被移除)的结果。尽管补救病例导致了较高的感染或糜烂风险，需要移除装置(6.4%对比19%，$P=0.002$)，但在再手术率(17.5% vs. 25%，$P=0.17$)和5年装置保存率(68% vs. 76%，$P=0.38$)方面没有统计学上的显著差异[38]。

装置故障的发生率为2%～13.8%，并随着AUS的使用寿命增加而增加。在使用10年后，近50%的AUS装置会发生故障。这种故障通常发生在植入后的11～68个月。装置故障通常表现为突发的反复性尿失禁。处理方法取决于AUS的使用时间。如果原装置使用时间超过2年，可能需要更换整个AUS[13]。应进行尿道膀胱镜检查以排除糜烂、吻合口狭窄或其他病变。尿道萎缩也应包括在这组并发症中。由于机械故障或尿道萎缩引起的反复性尿失禁，通常需要更换整个装置或特定故障部件。这种并发症影响约40%接受AUS手术修复的患者。2010年，临床引入了更小的AUS袖套，以改善海绵体萎缩患者的尿控能力。Simhan等人在2014年报道引入3.5 cm袖套后比4.0 cm袖套的保存率提高($P<0.05$)。作者认为，这表明精确的袖套尺寸在患有尿道萎缩的男性中似乎是有利的[39]。同一作者报道称，非放疗的男性患者发生袖套糜烂的情况很少(4%，$P=0.01$)。放疗是与3.5 cm袖套糜烂显著相关的唯一风险因素(OR 6.2，95% CI 1.3e29.5)[40]。McGeady等人报道称，既往AUS植入、放射治疗或尿道成形术导致尿道受损的患者进行AUS植入与高失败风险相关。在这项研究中，植入3.5 cm袖套后观察到了失败风险的增加(HR 8.62；95% CI 2.82, 26.36)，但经海绵体植入没有观察到明显的失败风险增加(HR 1.21；95% CI 0.49, 2.99)[41]。双袖式AMS 800植入的第一份报告是由Kowalczyk等人在1996年发表的。他们回顾了95例RP后患有SUI的患者的数据，评估了这种手术的安全性和有效

性[42]。DiMarco 等人报告了他们使用串联袖套(双袖式)作为一种补救措施,用于初次括约肌植入术失败后,患者满意度达 88%,并建议在尿道萎缩或既往放射治疗等困难情况下使用串联袖套[27]。

空的储液囊是装置故障的可能原因。超声扫描有助于确定储液囊内的液体量是否正确。储液囊空时需要更换整个装置[43]。对于储液囊充盈的情况,可以采用袖套缩小、双袖式植入、经海绵体袖套植入或更高压力的储液囊来改善新发生的尿失禁。适当的组件选择,尤其是袖套尺寸,对于预防残余尿失禁和再次手术非常重要。这些技术要素与外科医生的经验有关[44]。

吻合口狭窄可引起反复发作的症状。这种并发症可以通过经尿道吻合口狭窄的钬激光切开来处理[45]。另外,可以去除 AUS 袖套并进行尿道切开术或狭窄部分切除。

对于反复出现急迫性失禁症状的患者,可考虑药物治疗。抗胆碱能药物治疗难治性急迫性尿失禁可以采用注射 A 型肉毒毒素或骶神经调节治疗。由于内镜器械有引起糜烂的风险,在进行经尿道注射肉毒毒素时需要小心。

β3 受体激动剂最近已投入市场。这些药物可能对治疗膀胱过度活跃(OAB)和 AUS 患者有一定作用。目前,这些药物对 OAB 患者的疗效也较好,且不良反应(口干)较小,排尿后残余尿的发生率较低。但是,迄今为止,尚未报道 Mirabegron 在老年人和神经源性急迫性尿失禁患者中的临床试验[46]。

外科医生的技术起着至关重要的作用。因为该技术操作虽然简单,但必须准确、细致。临床结果似乎在很大程度上受外科手术经验的影响,需要超过 200 例的学习曲线,这对于在非高产量机构工作的泌尿外科医生来说是一个挑战[47]。

虽然对 AUS 进行了许多改进,以提供更好的尿控和提高装置的安全性,但近 1/3 的 AUS 患者在 5 年内需要进行装置修复[39]。AUS 在男性 SUI 患者中提供了令人满意的 10 年以上的长期功能结果(表 10-2)。正如预期那样,该装置需在 5～10 年后进行修复。然而,值得注意的是,在长期观察中,超过 70%的男性保持了尿控[47]。

表 10－2 AMS 800 尿道括约肌特点

优点
有长期数据可供参考
适用于各种程度的尿失禁
适用于之前接受过放疗的患者
缺点
感染
糜烂
装置故障
禁忌证
慢性尿路感染
永久性尿路梗阻
难治性膀胱逼尿肌过度活动
袖套位置疑似存在尿道憩室
不稳定的膀胱颈挛缩

10.2.4 SUI 和勃起功能障碍

据报道，在患有勃起功能障碍和 SUI 的患者中，在手术中一次植入可充气的阴茎假体和 AUS 可以更好地恢复器官功能。Segal 等人回顾性比较了 55 例联合植入与 336 例单独阴茎假体植入、279 例单独 AUS 植入的情况。在感染、糜烂或故障率方面没有显著差异，但手术时间有所增加[48]。

10.2.5 人工尿道括约肌在男性神经源性 SUI 中的应用

神经源性应力性尿失禁是一种难以治疗的疾病；有足够膀胱容量、顺应性和括约肌阻力适当的患者是手术治疗的理想人选[49]。AUS 装置改善了神经源性膀胱功能障碍患者的生活质量，尤其是脊柱裂损患者[50, 51]。

文献中关于外伤性 SCI 患者 AUS 植入的数据较少。在脊髓损伤导致的神经源性膀胱功能障碍患者中，灵活性和行动能力常常受损，对 AUS 机械装置的管理可能非常困难。假体的成本以及因感染或糜烂导致移除的风险使 AUS 难以作为金标准在成年神经源性患者中广泛接受。该人群的修复率为 16%～60%[49]。

2009 年，Bersch 等人在一项回顾性研究中报道了使用改良假体（包括一个腹腔内压力调节气囊，而不是泵，一个可以通过穿刺控制系统压力的端口）将 AUS 定位于膀胱颈部的改良方式的成功率和翻修率。他们分析了由于神经源性膀胱功能障碍引起的 SUI 患者（51 例患者，其中 37 例有脊髓损伤；共 37 例男性和 14 例女性）。这些患者在 AUS 定位前后进行了影像尿动力学评估。平均随访时间为 95.9 个月。共有 70.6%的患者在客观和主观上治愈。在作者看来，所提出的改进被证明非常成功、可靠、安全，甚至比原始的 AMS AUS 更具成本效益[52]。

Yates 等人首次描述了机器人辅助男性神经源性 SUI 患者的人工尿道括约肌（R－AUS）植入技术。自 2011 年 1 月起，已经有 6 名患有神经源性括约肌无力性尿失禁男性进行了膀胱颈 R－AUS（AMS800）植入术。使用三臂标准 da Vinci® 机器人（Intuitive Surgical, Sunnyvale, CA, USA）在 30°反 Trendelenburg 位经腹腔五孔入路进行手术。AUS 袖套绕膀胱颈周围置入，储液囊留在腹腔内膀胱侧间隙，泵置于经典的阴囊位置。中位手术时间为 195 分钟。袖套的尺寸为 7.5 cm 和 8 cm。在中位随访的 13 个月中，所有 6 名患者的装置均功能正常，且可以完全控尿[30]。就 AUS 植入而言，单纯腹腔镜入路在技术上具有挑战性，特别是对既往有尿失禁手术史的患者，且解剖 Retzius 间隙难度大。机器人辅助手术的固有特点（精确的解剖、三维高清视野、在狭小空间中的可操作性和缝合技术）显著降低了 AUS 微创植入的复杂性。

在最近的一篇关于神经源性 SUI 手术治疗的系统综述中，包含了 30 项研究。Farag 等人分析了目前使用微创手术方式治疗神经源性 SUI 的证据。30 项研究共纳入 849 名患者（男性 525 名，女性 324 名），中位年龄

21岁(范围3～80岁)。神经源性SUI的病因包括脊柱裂578例(69%),脊髓损伤191例(22%),以及其他原因80例(9%)。这些研究均未遵循随机对照试验设计。考虑的手术方式包括AUS装置、尿道吊带、尿道填充剂和ProACT装置。与尿道填充剂相比,AUS的成功率更高(77%±15%与27%±20%,$P=0.002$)。尿道填充剂的失败率比尿道吊带手术(49%±16%与21±19%,$P=0.016$)和AUS(21±19%与10±11%,$P<0.002$)高。37例患者(13名男性,24名女性)植入了ProACT装置,这项单一研究被排除在最终统计数据之外。分析显示,在中位随访48个月(范围12～62个月)的情况下,总体成功率为64%。这明显低于非神经源性患者的大多数外科手术。而并发症(20%)和再手术率高于非神经源性患者组。作者认为,神经源性SUI的手术治疗在这个高度异质人群中具有相对较高的成功率,但并发症发生率也较高[53]。

需要更多使用现代技术的研究来更新我们的知识。

10.3 可调节气囊(ProACT装置)

可调节气囊手术依赖于位于尿道两侧的两个气囊对尿道进行的压迫。生物材料ACTTM(可调节尿失禁疗法)最初是为女性SUI设计和开发的,后来被应用于男性尿失禁。在透视和尿道镜引导下通过会阴切口进行植入。气囊内注入2 mL等渗无菌水和造影剂。在术后1个月及以后,气囊内再次注入1 mL的该溶液(最大注入量为8 mL),直到达到控尿的效果。轻度至中度漏尿且既往无放疗史的患者是该手术合适的人选。

Gregori等人介绍了手引导经直肠超声技术降低了术中和早期并发症的发生率,因为超声引导下设备放置更加精确[54]。这两种技术都可以识别一般解剖标志,但无法测量和复现放置点。Crivellaro等人提出了一个名为"步进器"的装置,它可以使放置更容易,解放双手,以便在植入过程中操纵ProACT套管针,并允许固定参照点的可视化。该系统基于术前超声测量的结果,可以在皮肤上和仪器上进行测量,从而使操作者能够进行极其精确的植入。他们表明,在经直肠超声控制下引入几何步进导航系统引导 ProACT 的植入，能够达到与文献报道相同的控尿率（70% vs. 62%～67%），并且术中、早期（4.7% vs. 7.8%～12.8%）和晚期并发症率（4.7% vs. 11.0%～27.4%）均较低。重要的是，使用这种技术可以实现较低的平均气囊容积和调整次数（3.1 vs. 3.2%～4.6 mL 和 2.6 vs. 3.1～4.3 次）[55]。可调节系统的好处需要与多次注满气囊以及报告的围手术期和术后并发症发生率相权衡。最常见的围手术期并发症是尿道或膀胱穿孔。有报道称暂时性尿潴留发生率为 5%，可以通过排除气囊内的液体来进行治疗[56]。其他并发症包括感染、气囊糜烂、移位和气囊漏气。然而，ProACT 装置仍是一种有效的治疗方式，具有可接受的并发症发生率，可以改善尿失禁和生活质量，适用于治疗困难的一类患者[57]。

最近的一项研究比较了 ProACT 和骨锚式男性吊带（BAMS）的疗效，以评估对漏尿的影响和对生活质量的影响。作者分析了 80 名连续非随机的采取了保守措施（药物治疗或凯格尔运动）后 PPI 仍存在的男性患者，他们中有 44 名接受了 ProACT 治疗（$n=44$），36 名接受了 BAMS 治疗（$n=36$）。结果显示，两种手术的总体疗效是令人满意且可比较的（ProACT 干燥率为 68%，BAMS 干燥率为 64%，$P>0.05$）。ProACT 即使在最严重的尿失禁中也具有良好的疗效，可能是由于其可调节性特征。在对轻度（1～2 片尿垫）和严重（3 片以上尿垫）术前尿失禁的结果进行分层后，ProACT 似乎对中度至重度尿失禁疗效更好，而 BAMS 对轻度尿失禁疗效更好。ProACT 的手术时间较短（18 分钟 vs. 45 分钟，$P<0.05$），但并发症发生率较高（13% vs. 5%，$P>0.05$）[58]。

根据文献报道的结果，ProACT 气囊技术在短至中期随访中似乎是可行的。长期随访结果有待进一步观察。

10.4 FlowSecure TM(RBM_Med)

目前，AUS 是唯一能够最好模拟生物尿道括约肌功能的机械装置。尽管如此，它也有两个缺点：价格昂贵且需要通过激活阴囊泵来排尿。

FlowSecure 装置是一种由伦敦泌尿外科和肾脏病研究所 Craggs

MD和Mundy AR于2006年设计和开发的用于治疗SUI的假体。这种新型AUS装置解决了AMS 800的两个主要缺点：压力调节气囊无法适应腹腔内和膀胱压力的变化，以及在尿道袖套收缩后需要进行修复手术[59]。

FlowSecure装置由一个单一装置组成，无须连接管道。患者可以通过控制泵来激活装置，无须使用双手。这种一体式硅胶装置预先填充了30 mL的生理盐水，并由硅胶连接管连接在一起，包括四个部分：压力调节气囊（PRB）、压力释放气囊、环形阻塞尿道袖套和控制泵[60]。压力释放气囊位于腹膜外，并将腹腔内压力变化传递给尿道袖套，在应激期间增加闭合压力。PRB产生基础闭合压力。调节压力在0～80 cmH_2O范围内，并可以通过向装置中注入或排出液体（基于尿控状态）来进行调整。这避免了在手术前选择特定压力范围的需要。

与AMS 800相比，FlowSecure装置的优势体现在以下几个方面：单一装置系统，无须连接管道进行植入，原位调节压力，袖套压力低以及应力释放机制可以根据腹腔内压力变化提供低基础闭合压力和条件性闭合尿道。

需要通过会阴和耻骨上两个途径进行假体植入。通过耻骨上方切口将调节压力和应力释放储液器置于Retzius间隙内。被设计为能够直接施加压力于尿道上的袖套通过会阴切口放置在球部尿道周围。通过钝性分离，在两个切口之间形成一个空间以通过导管，并在阴囊中形成一个皮下间隙，用于放置控制泵。FlowSecure配有一个塑料套管针及其闭孔器，可在Retzius间隙和会阴之间转移尿道袖套，并配有一管胶水，用于在调整时临时在袖套上固定带子[61]。

对该装置疗效的早期报告显示，平均每日漏尿量减少（55.1～770.6 mL），尿控指数总体改善（54%～97%），但最近发表的更大规模研究显示，在短中期随访中，机械故障率（6%）和感染率（5%）较高，同时存在泵组件穿孔风险（9%）[62]。

然而，需要更多的时间和研究来明确这种尿道括约肌在男性压力性尿失禁管理中的作用。

10.5 尿道周围收缩器(Silimed: Rio de Janeiro, Brazil)

尿道周围收缩器是一种微创、可调节、低成本的装置,由两个硅胶组件组成: 袖套和自密封阀,两者通过一根管道连接[63]。袖套设计用于在近端尿道周围进行调节。硅胶管将自密封阀与袖套连接起来。在自密封阀中注射无菌盐水溶液,使部分近端尿道梗阻以增加出口压力。与人工括约肌相比,它的价格相对便宜,植入过程简单,已成功用于治疗严重压力性尿失禁。

袖套通过会阴小切口放置在近端尿道周围,阀放置在阴囊中。手术干预后四周,在阀内注入 2 mL 无菌盐水以激活梗阻机制。Introini 等人在 62 例严重尿失禁患者中测试了这种压迫器的应用,包括既往接受过放疗和(或)使用尿道支架反复尿道切开术的困难病例。植入 1 年后,58/62(94%)患者的尿失禁症状得到缓解。49 名患者(79%)实现了白天和夜间的完全尿控(干燥)。手术失败 8 例(12%)。激活袖套后,有 4 名患者仍然尿失禁,4 名患者进行了器械取出。尽管需要更大规模和更长期的随访来确认安全性和持久性,但尿道周围收缩器改善了大多数患者的尿控[64]。

尿道周围收缩器成本低,更容易植入,并且允许自发排尿以及间歇性导尿,无须泵控制。根据文献证据,还需要更多的研究来评估其长期的安全性和疗效。

10.6 ZSI 375(ZEPHYR Surgical Implants, Swiss-French)

ZEPHYR Surgical Implants 375(Mayor Group, Villeurbanne, France)是另一种一体式硅橡胶尿控装置,旨在简化 AUS 植入。它由两个组件组成: 不同直径(3.75～5 cm)和压力范围(60～100 cmH_2O)的圆形尿道袖套,以及放置在阴囊中的压力调节储液器。储液器由一个激活按钮、液压回路和一个补偿袋组成。静止时,处于张力下的活塞装置对液压腔中的液体施加压力。当按下激活按钮时,活塞下降,将液体从袖套排入液压回路和补偿腔,同时袖套自动充气[59]。

有趣的是，ZSI 375 装置没有腹腔储液器。这减少了手术时间，并避免了在瘢痕腹膜后进行腹部切口和解剖。此外，气体进入管道和充盈液漏到管道中的风险较低。Staerman 等人回顾性分析了在 2009 年 5 月至 2011 年 4 月期间因 RP、TURP 或膀胱替代术后中度至重度压力性尿失禁接受 ZSI 375 植入术的 36 名连续患者[65]。植入手术在全麻下进行，患者取截石位，进行会阴切口放置袖套，阴囊切口放置泵和储液器。在设定闭合压力范围后，将泵单元放置在阴囊袋内。可以通过经阴囊向袋内注射生理盐水来增加压力。平均住院时间为 3 天，中位随访时间为 15.4 个月。植入后 8 周通过按下激活按钮来激活装置。植入术后 3 个月和 6 个月，36 名患者中分别有 28 人(78%)和 26 人(73%)每天使用零或仅一块尿垫。初步疗效结果与 AMS 800 高度相似。使用 ZSI 375 的患者中有 3/4 通过使用尿垫进行评估实现了完全的尿控，并在 12 个月内保持稳定。另外，11%的患者尿控得到改善[66]。

ZSI 375 的设计旨在简化人工括约肌植入手术，因为人工括约肌植入手术需要长时间的学习曲线来处理手术和并发症。ZSI 375 装置的并发症和翻修率与 AMS 800 假体相似，但 ZSI 375 仍未得到广泛使用。

结论

几十年来，男性尿失禁一直是功能性泌尿外科学领域中尚未解决的问题。2000 年末，人工括约肌成为金标准治疗方法，也是唯一的治疗选择。在过去的 10 年里，由于对男性 SUI 缺乏疗效，我们已经明确排除了尿道膨胀剂注射。然而，在过去的 10 年里，也出现了新的技术，如吊带和其他收缩装置。如今，吊带在未接受过放射治疗和轻度或中度压力性尿失禁的男性患者中记录到有限的安全性和有效性证据(图 10－6)。新引入的装置、人工括约肌或其他收缩装置需要进行长期试验，以更好地确定它们在治疗过程中的作用(表 10－3)。值得强调的是，神经源性和医源性压力性尿失禁是不同的领域，需要不同的治疗方法和时机。几年来，在神经源性 SUI 的治疗中，观察到 AMS 800 的变化以及手术方法的变化。改良的假体，如 Bersch 的变体，以及手术方法的改变，如腹腔镜下膀胱颈袖套植入手术方法[30,52]，可以解决涉及新型微创技术的未解之谜。迄今为止，需要进行充分的前瞻性试验来评估疗效、安全性和患者耐受性[76]。

	AUS	吊带
重度SUI		
轻/中度SUI	—	
既往放疗史		
需再次膀胱镜检查[a]		
缺乏自理能力、痴呆等		

[a]如尿路结石、非肌层浸润性膀胱癌等

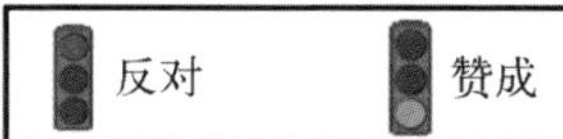

图 10-6　AUS 与男性吊带的比较

表 10-3　部分文献报道了男性 SUI 的收缩装置

作者(年份)	装　　置	患者数	重度SUI(%)	干燥(%)	改善(%)	感染(%)	糜烂(%)	装置故障(%)
Perez (1992)[67]	AMS 800	75	100	52	33	0	5.3	35
Montague(1992)[68]	AMS 800	166	—	75.3	10.8	1	6	0
Litwwiller(1996)[69]	AMS 800	50	90	20	55	—	—	0
Haab (1997)[70]	AMS 800	68	7.5	80	20	0	7.4	44
Mottet(1998)[71]	AMS 800	103	100	89	7	6	6	10
Gomes(2000)[72]	AMS 800	30	—	—	—	3.3	3.3	6.6

续 表

作者(年份)	装　　置	患者数	重度SUI(%)	干燥(%)	改善(%)	感染(%)	糜烂(%)	装置故障(%)
Montague(2001)[73]	AMS 800	113	82	32	64	0	0	12
Gousse(2001)[12]	AMS 800	131	25	59	15	1.4	4	0
Gomha (2002)[74]	AMS 800	86	14	63	23	4.8	3.6	3.6
Imamoglu(2005)[6]	AMS 800	45	—	86	10	—	—	0
Lai (2007)[33]	AMS 800	270	62	69	9	5.5	6	6
Gulpinar(2013)[75]	AMS 800	56	100	46	19.2	7.1	8.9	25
Staerman(2012)[65]	ZSI 375 device	36	—	73	—	8.3	2.7	0
Schiavini(2010)[63]	Periurethral constrictor	30	100	73.3	—	10	13	0
Introini(2012)[64]	Periurethral constrictor	66	—	79	15	3	3	0

成功治疗的三个关键要素是适合的适应证、适当的仪器设备和良好的技术水平。此外，监测中长期的治疗结果对于确保治疗成功和对患者的生活质量产生最佳影响至关重要。

我们已经知道，人工括约肌和吊带是一种有效的解决方案，同时新的手术方案正在开发中。我们仍然需要知道的是，新装置是否能够确保与人工括约肌拥有相同或更好的长期疗效及安全性。未来真正的目标不仅是恢复尿控能力，而且能持续保持尿控。

（陈巧琳 译　林厚维 审）

参考文献

[1] Abrams P, Anderson KE, Birder L, et al. (2009) Recommendations of

the International Scientific Committee: evaluation and treatment of urinary incontinence, pelvic organ prolapse and faecal incontinence. In: Abrams P, Cardozo L, Khoury S, Wein A (eds) Incontinence: 3rd international consultation on incontinence. Health Publications Ltd, Paris, 1767 - 1820.

[2] Kaufman JJ. (1970) A new operation for male incontinence. Surg Gynecol Obstet, 131(2): 295 - 299.

[3] Bauer RM, Gozzi C, Hübner W, et al. (2011) Contemporary management of post prostatectomy incontinence. Eur Urol, 59(6): 985 - 996.

[4] Scott FB, Bradley WE, Timm GW. (1974) Treatment of urinary incontinence by an implantable prosthetic urinary sphincter. J Urol, 112 (1): 75 - 80.

[5] Schroder A, Abrams P, Andersson KE, et al. (2010) Guidelines on urinary incontinence. In: rnheim AG (ed) EAU Guidelines. European Association of Urology, Arnheim, 11 - 28.

[6] Imamoglu MA, Tuygun C, Bakirtas H, et al. (2005) The comparison of artificial urinary sphincter implantation and endourethral macroplastique injection for the treatment of postprostatectomy incontinence. Eur Urol, 47: 209 - 213.

[7] Silva LA, Andriolo RB, Atallah ÁN, et al. (2014) Surgery for stress urinary incontinence due to presumed sphincter deficiency after prostate surgery (Review). Issue 9. The Cochrane Collaboration. Published by JohnWiley & Sons, Ltd. www. cochranelibrary. com/.

[8] Lucas MG, Bosch JLHR, Cruz F, et al. (2012) Guidelines on urinary incontinence. European Association of Urology Web site. http: //www. uroweb. org/gls/pdf/18 _ Urinary _ Incontinence _ LR _ 1% 20October% 202012.

[9] Stoffel JT, Barrett DM. (2008) The artificial genitourinary sphincter. BJU Int, 102(5): 644 - 658.

[10] Poon SA, Silberstein JL, Savage C, et al. (2012) Surgical practice patterns for male urinary incontinence: analysis of case logs from certifying American urologists. J Urol, 188(1): 205 - 210.

[11] Jarvis TR, Sandhu JS. (2014) Management of urinary incontinence after radical prostatectomy. Curr Urol Rep, 15(7): 421.

[12] Gousse AE，Madjar S，Lambert MM，et al.（2001）Artificial urinary sphincter for post-radical prostatectomy urinary incontinence：long-term subjective results. J Urol，166(5)：1755－1758.

[13] Van der Aa F，Drake MJ，Kasyan GR，et al.（2013）Young Academic Urologists Functional Urology Group. The artificial urinary sphincter after a quarter of a century：a critical systematic review of its use in male non-neurogenic incontinence. Eur Urol，63(4)：681－689.

[14] Herschorn S，Bruschini H，Comiter C，et al.（2010）Committee of the International Consultation on Incontinence. Surgical treatment of stress incontinence in men. Neurourol Urodyn，29(1)：179－190，Review.

[15] Van Kampen M，De Weerdt W，Van Poppel H，et al.（2000）Effect of pelvic-floor re-education on duration and degree of incontinence after radical prostatectomy：a randomised controlled trial. Lancet，355(9198)：98－102.

[16] Filocamo MT，Li Marzi V，Del Popolo G，et al.（2005）Effectiveness of early pelvic floor rehabilitation treatment for post-prostatectomy incontinence. Eur Urol，48(5)：734－738.

[17] Fantl JA，Newman D，Colling J，et al.（1996）Urinary incontinence in adults：acute and chronic management. Clinical Practice Guideline，No. 2. Rockport：U. S. Department of Health and Human；Services. Public Health Service，Agency for Health Care Policy and Research. AHCPR Publication No，96－0682.

[18] Foote J，Yun S，Leach GE，(1991) Postprostatectomy incontinence. Pathophysiology，evaluation，and management. Urol Clin North Am，18(2)：229－241.

[19] Leach GE，Yip CM.（1986）Urologic and urodynamic evaluation of the elderly population. Clin Geriatr Med，2(4)：731－755.

[20] Hubner WA，Schlarp OM.（2007）Adjustable continence therapy (ProACT)：Evolution of the surgical technique and comparison of the original 50 patients with the most recent 50 patients at a single centre. Eur Urol，52(3)：680－686.

[21] Thiel DD，Young PR，Broderick GA，et al.（2007）Do clinical or urodynamic parameters predict artificial urinary sphincter outcome in post-radical prostatectomy incontinence? Urology，69(2)：315－319.

[22] Lai HH，Boone TB.（2011）Implantation of artificial urinary sphincter

in patients with postprostatectomy incontinence, and preoperative overactive bladder and mixed symptoms. J Urol, 185(6): 2254 - 2259.

[23] Magera JS Jr, Inman BA, Elliott DS. (2007) Does preoperative topical antimicrobial scrub reduce positive surgical site culture rates in men undergoing artificial urinary sphincter placement? J Urol, 178(4 Pt 1): 1328 - 1332, discussion 1332.

[24] Yeung LL, Grewal S, Bullock A, et al. (2013) A comparison of chlorhexidine-alcohol versus povidone-iodine for eliminating skin flora before genitourinary prosthetic surgery: a randomized controlled trial. J Urol, 189(1): 136 - 140.

[25] Guralnick ML, Miller E, Toh KL, et al. (2002) Transcorporal artificial urinary sphincter cuff placement in cases requiring revision for erosion and urethral atrophy. J Urol, 167(5): 2075 - 2078.

[26] Sotelo TM, Westney OL. (2008) Outcomes related to placing an artificial urinary sphincter using a single-incision, transverse-scrotal technique in high-risk patients. BJU Int, 101(9): 1124 - 1127.

[27] DiMarco DS, Elliott DS. (2003) Tandem cuff artificial urinary sphincter as a salvage procedure following failed primary sphincter placement for the treatment of post-prostatectomy incontinence. J Urol, 170(4 Pt 1): 1252 - 1254.

[28] Wilson S, Delk J, Henr G, et al. (2003) New surgical technique for sphincter urinary control system using upper transverse scrotal incision. J Urol, 169(1): 261 - 264.

[29] Aaronson DS, Elliott SP, McAninch JW. (2008) Transcorporal artificial urinary sphincter placement for incontinence in high-risk patients after treatment of prostate cancer. Urology, 72(4): 825 - 827.

[30] Yates DR, Phé V, Rouprêt M, et al. (2013) Robot-assisted laparoscopic artificial urinary sphincter insertion in men with neurogenic stress urinary incontinence. BJU Int, 111(7): 1175 - 1179.

[31] Rouprêt M, Misraï V, Vaessen C, et al. (2010) Laparoscopic approach for artificial urinary sphincter implantation in women with intrinsic sphincter deficiency incontinence: a singlecentre preliminary experience. Eur Urol, 57(3): 499 - 504.

[32] Trolliet S, Mandron E, Lang H, et al. (2013) Laparoscopic approach for artificial urinary sphincter implantation in women with severe urinary

stress incontinence. Prog Urol，23(10)：877－883.

[33] Lai HH，Hsu EI，Teh BS，et al.（2007）13 years of experience with artificial urinary sphincter implantation at Baylor College of Medicine. J Urol，177(3)：1021－1025.

[34] Raj GV，Peterson AC，Webster GD.（2006）Outcomes following erosions of the artificial urinary sphincter. J Urol，175(6)：2186－2190.

[35] de Cógáin M，Elliott D.（2013）The impact of InhibiZone® on artificial urinary sphincter infection rate. Abstract 1373. In：Paper presented at AUA annual meeting，2013.

[36] de Cógáin MR，Elliott DS.（2013）The impact of an antibiotic coating on the artificial urinary sphincter infection rate. J Urol，190(1)：113－117.

[37] Sandhu J.（2014）Management of complications and residual symptoms in men with an artificial urinary sphincter. J Urol，192(2)：303－304.

[38] Linder BJ，de Cogain M，Elliott DS.（2014）Long-term device outcomes for artificial urinary sphincter reimplantation following prior explantation for erosion or infection. J Urol，191(3)：734－738.

[39] Simhan J，Allen F，Morey AF，et al.（2014）Decreasing need for artificial urinary sphincter revision surgery by precise cuff sizing in men with spongiosal atrophy. J Urol，192(3)：798－803.

[40] Simhan J，Morey AF，Singla N，et al.（2015）3.5 cm artificial urinary sphincter cuff erosion occurs predominantly in irradiated patients. J Urol，193(2)：593－597.

[41] McGeady JB，McAninch JW，Truesdale MD，et al.（2014）Artificial urinary sphincter placement in compromised urethras and survival：a comparison of virgin，radiated and reoperative cases. J Urol，192(6)：1756－1761.

[42] Kowalczyk JJ，Spicer DL，Mulcahy JJ.（1996）Long-term experience with the double-cuff AMS 800 artificial urinary sphincter. Urology，47(6)：895－897.

[43] Brucker BM，Demirtas A，Fong E，et al.（2013）Artificial urinary sphincter revision：the role of ultrasound. Urology，82(6)：1424－1428.

[44] Sandhu JS，Maschino AC，Vickers AJ.（2011）The surgical learning curve for artificial urinary sphincter procedures compared to typical

surgeon experience. Eur Urol, 60(6): 1285 - 1290.

[45] Weissbart SJ, Chughtai B, Elterman D, et al. (2013) Management of anastomotic stricture after artificial urinary sphincter placement in patients who underwent salvage prostatectomy. Urology, 82 (2): 476 - 479.

[46] Lucas MG, Bedretdinova D, Bosch JLHR. (2014) EAU guidelines on urinary incon http://www.uroweb.org/gls/pdf/20%20Urinary%20Incontinence.

[47] Léon P, Chartier-Kastler E, Rouprêt M. (2014) Long-term functional outcomes after artificial urinary sphincter implantation in men with stress urinary incontinence. BJU Int. doi: 10.1111/ bju.12848. [Epub ahead of print].

[48] Segal RL, Cabrini MR, Harris ED, et al. (2013) Combined inflatable penile prosthesis-artificial urinary sphincter implantation: no increased risk of adverse events compared to single or staged device implantation. J Urol, 190(6): 2183 - 2188.

[49] Wyndaele JJ, et al. (2005) Neurologic urinary and faecal incontinence: chap 17. In: Abrams P, Cardozo L, Khoury S, Wein A (eds) Incontinence: 3rd international consultation on incontinence. Health Publications Ltd, Paris, 1059 - 1162.

[50] Hussain M, Greenwell TJ, Venn SN, et al. (2005) The current role of the artificial urinary sphincter for the treatment of urinary incontinence. J Urol, 174(2): 418 - 424.

[51] Lopez Pereira P, Somoza Ariba I, Martınez Urrutia MJ, et al. (2006) Artificial urinary sphincter: 11-year experience in adolescents with congenital neuropathic bladder. Eur Urol, 50(5): 1096 - 1101.

[52] Bersch U, Gocking K, Pannek J. (2009) The artificial urinary sphincter in patients with spinal cord lesion: description of a modified technique and clinical results. Eur Urol, 55(3): 687 - 693.

[53] Farag F, Koens M, Sievert KD, et al. (2014) Treatment of neurogenic stress urinary incontinence: a systematic review of quality assessment and surgical outcomes. Neurourol Urodyn. doi: 10.1002/nau.22682. [Epub ahead of print].

[54] Gregori A, Romanò AL, Scieri F, et al. (2010) Transrectal ultrasound-guided implantation of adjustable continence therapy (ProACT): surgical technique and clinical results after a mean follow-up of 2 years.

Eur Urol, 57(3): 430 - 436.

[55] Crivellaro S, Tosco L, Palazzetti A, et al. (2012) Geometrical stepper-guided navigation system for ProACT implant under transrectal ultrasound control: preliminary data. Urol Int, 89(4): 473 - 479.

[56] Lebret T, Cour F, Benchetrit J, et al. (2008) Treatment of postprostatectomy stress urinary incontinence using a minimally invasive adjustable continence balloon device, ProACT: results of a preliminary, multicenter, pilot study. Urology, 71(2): 256 - 260.

[57] Kocjancic E, Crivellaro S, Ranzoni S, et al. (2007) Adjustable continence therapy for the treatment of male stress urinary incontinence: a single-centre study. Scand J Urol Nephrol, 41(4): 324 - 328.

[58] Crivellaro S, Singla A, Aggarwal N, et al. (2008) Adjustable continence therapy (ProACT) and bone anchored male sling: comparison of two new treatments of post prostatectomy incontinence. Int J Urol, 15(10): 910 - 914.

[59] Chung E, Ranaweera M, Cartmill R. (2012) Newer and novel artificial urinary sphincters (AUS): the development of alternatives to the current AUS device. BJU Int, 2012(Suppl 4): 5 - 11.

[60] Knight SL, Susser J, Greenwell T, et al. (2006) A new artificial urinary sphincter with conditional occlusion for stress urinary incontinence: preliminary clinical results. Eur Urol, 50(3): 574 - 580.

[61] Vallejo JEB, Montes FG, Rosell LC, et al. (2009) Implantation technique of the artificial urinary sphincter flow secure™ in the bulbar urethra. Arch Esp de Urol, 62(3): 195 - 200.

[62] Alonso Rodriguez D, et al. (2001) One hundred FlowSecure artificial urinary sphincters. In: Paper presented ta EAU annual congress 2011 (Abstract). http://www.uroweb.org/events/abstracts-online/?id=108&no_cache=1&AID=32356.

[63] Schiavini JL, Damião R, de Resende Júnior JA, et al. (2010) Treatment of post-prostate surgery urinary incontinence with the periurethral constrictor: a retrospective analysis. Urology, 75(6): 1488 - 1492.

[64] Introini C, Naselli A, Zaninetta G, et al. (2012) Safety and efficacy of periurethral constrictor implantation for the treatment of post-radical

prostatectomy incontinence. Urology, 79(5): 1175 - 1178.

[65] Staerman F, G-Llorens C, Leon P, et al. (2013) ZSI 375 artificial urinary sphincter for male urinary incontinence: a preliminary study. BJU Int 111(4 Pt B): E202 - E206.

[66] Kim SP, Sarmast Z, Daignault S, et al. (2008) Long-term durability and functional outcomes among patients with artificial urinary sphincters: a 10-year retrospective review from the University of Michigan. J Urol, 179(5): 1912 - 1916.

[67] Pérez LM, Webster GD. (1992) Successful outcome of artificial urinary sphincters in men with postprostatectomy urinary incontinence despite adverse implantation feature. J Urol, 148(4): 1166 - 1170.

[68] Montague DK. (1992) The artificial urinary sphincter (AS 800): experience in 166 consecutive patients. J Urol, 147(2): 380 - 382.

[69] Litwiller SE, Kim KB, Fone PD, et al. (1996) Post-prostatectomy incontinence and the artificial urinary sphincter: a long-term study of patient satisfaction and criteria for success. J Urol, 156(6): 1975 - 1980.

[70] Haab F, Trockman BA, Zimmern PE, et al. (1997) Quality of life and continence assessment of the artificial urinary sphincter in men with minimum 3.5 years of followup. J Urol, 158(2): 435 - 439.

[71] Mottet N, Boyer C, Chartier-Kastler E, et al. (1998) Artificial urinary sphincter AMS 800 for urinary incontinence after radical prostatectomy: the French experience. Urol Int, 60(Suppl 2): 25 - 29.

[72] Gomes CM, Broderick GA, Sánchez-Ortiz RF, et al. (2000) Artificial urinary sphincter for post-prostatectomy incontinence: impact of prior collagen injection on cost and clinical outcome. J Urol, 163(1): 87 - 90.

[73] Montague DK, Angermeier KW, Paolone DR. (2001) Long-term continence and patient satisfaction after artificial sphincter implantation for urinary incontinence after prostatectomy. J Urol, 166(2): 547 - 549.

[74] Gomha MA, Boone TB. (2002) Artificial urinary sphincter for post-prostatectomy incontinence in men who had prior radiotherapy: a risk and outcome analysis. J Urol, 167(2 Pt 1): 591 - 596.

[75] Gülpınar O, Süer E, Gökce MI, et al. (2013) Functional outcomes and long-term durability of artificial urinary sphincter application: review of

56 patients with long-term follow-up. Korean J Urol, 54(6): 373 - 376.

[76] Li Marzi V, Del Popolo G. (2009) Editorial comment on: the artificial urinary sphincter in patients with spinal cord lesion: description of a modified technique and clinical results. Eur Urol, 55(3): 694.

11. 治疗流程和建议

加里布埃尔·加泽夫　安里科·费纳齐·阿格罗

尽管在老年男性中普遍存在尿失禁(UI)和下尿路症状(LUTS),但在研究中唯一受到广泛关注的群体是前列腺手术后的男性。

受尿失禁影响的男性的主要保守治疗仍然是物理治疗,包括或不包括某种形式的生物反馈(BF)。盆底肌肉训练(PFMT)、肛门电刺激(EStim)、生物反馈或经皮神经电刺激(TENS)、磁刺激(MStim),甚至药物都已被使用,并在一些试验中报道为少许成功,而在其他试验中没有成功。

11.1 保守治疗的证据和建议

基本评估包括病史、尿垫试验、排尿日记和体格检查。因为大多数手术对象是手术或创伤后尿失禁患者,其他检查,如下尿路成像、膀胱镜检查和尿动力学检查可能为临床医生提供重要信息。

基本的病史和体格检查是评估的基石。病史应重点关注突发事件(手术、创伤等)。这些事件导致了尿失禁,随着时间的推移,漏尿症状的演变(是否有改善等),是什么导致了漏尿(紧张、咳嗽、锻炼等,提示压力性尿失禁;突然出现尿急,需要立即排空的感觉,特别是在没有任何身体活动,提示急迫性尿失禁)以及其他潜在的共病(复发性尿路感染、既往盆腔放疗史)应该进一步检查。对这些症状的困扰程度、性功能和尿垫的使用也很重要。体格检查应通过各种途径记录患者的总漏尿量,在患者感到紧张或咳嗽时,以及下腹部、会阴区、阴茎和阴囊的一般特征。评估患者手部功能对于能否灵活操作手动植入装置很重要。应进行简短的神经泌尿系统检查(会阴感觉、肛门张力、肛门括约肌随意收缩和放松、球海绵体肌检查)。

应进行尿检,以排除感染或血尿。

排尿日记(显示日间和夜间排尿频率、尿失禁发作、排尿量、24 小时排尿量等)至少记录 7 天也是有用的。

一个尿垫试验量化失禁的严重程度,可能是最客观的测量尿失禁的方法。

问卷调查,如 ICIQ - SF(简表)问卷调查,可推荐用于评估男性的尿失禁。

排尿后残余尿量的测定能很好地评估排尿效率。这些基本的检查建议在尿失禁男性手术治疗前完成。

一旦完成初步评估,男性压力性尿失禁的首选治疗方法是保守治疗,至少要进行 6～12 个月。

保守治疗的目标是生活方式干预和盆底肌肉训练,以及单独或联合生物反馈或电刺激/磁刺激的物理治疗。

总的来说,与女性相比,保守治疗(生活方式干预、物理疗法、补充疗法)对男性效果的研究关注要少得多。

11.1.1 生活方式干预措施

E. 可能与尿失禁相关的生活方式因素包括肥胖、吸烟、体育活动水平和饮食。这些因素主要与女性尿失禁有关,但向患尿失禁的男性推荐更好的生活方式也是有用的。纠正这些因素通常可以改善尿失禁(证据等级 3～4)[1]。

R. 卫生专业人员为男性提供关于健康生活方式选择的建议似乎是合理的,这样可以减少或延迟尿失禁的危险因素(推荐等级: NR)。

11.1.2 物理疗法

不同类型的物理疗法可以应用于治疗男性压力性尿失禁。治疗从盆底肌肉训练开始,可以单独进行或与其他技术(生物反馈、电刺激)联合进行。

11.1.2.1 盆底肌肉训练(PFMT)

E. 盆底肌肉训练不能治愈前列腺切除术后的男性尿失禁。关于盆底肌肉训练是否能加速根治性前列腺切除术后尿失禁的恢复，有相互矛盾的证据，但据文献表明，对接受根治性前列腺摘除术的男性进行盆底肌肉训练的一些术前或术后即时指导可能会有所帮助(证据水平：1b)[2]。

没有证据表明术前盆底肌肉训练可预防根治性前列腺切除术后的尿失禁，尽管它可能有助于尿失禁的早期恢复(证据水平：2)。

R. 为接受根治性前列腺切除术的男性提供关于盆底肌肉训练的指导，以加快尿失禁的恢复(推荐等级：B)。

11.1.2.2 生物反馈(BF)

E. 添加生物反馈和盆底电刺激并没有带来更大的效果。关于生物反馈的加入是否能单独提高盆底肌肉训练的有效性，有相互矛盾的证据(证据水平：2)[3,4]。

R. 使用生物反馈辅助盆底肌肉训练目前是治疗师/患者基于经济和偏好做出的决定(推荐等级：B)。

11.1.2.3 电刺激(EStim)和磁刺激(MStim)

E. 在患有尿失禁的成年人中，有不一致的证据表明，与虚假治疗相比，电刺激是否能有效改善尿失禁，或者是否能单独为盆底肌肉训练增加任何益处(证据水平：1)存疑。磁刺激也是如此。根治性前列腺切除术后，尚不清楚术前或术后电刺激或磁刺激能否在减少尿失禁方面发挥作用[5,6]。

R. 对于前列腺切除术后尿失禁的男性，在盆底肌肉训练计划中增加电刺激似乎没有任何益处(推荐等级：B)。

11.1.2.4 其他补充疗法

E. 包括护垫、裤子和护具在内的几种产品在尿失禁患者中使用，但它们对尿失禁的治疗无效(证据级别：1b)。铰链式阴茎夹可以控制男性压力性尿失禁，但不正确的使用可能会非常不舒服，甚至对阴茎和其他泌

尿系统造成损伤(证据水平：2a)[7]

R. 轻度尿失禁患者建议使用一次性尿垫(推荐等级：A)。

根据尿失禁的类型和严重程度以及患者的需要来选择尿失禁尿垫(推荐等级：A)。

与其他医疗保健专业人员合作,帮助患有中度/重度尿失禁的成年人选择个人最佳的控制方案,考虑尿垫、外部设备和导管,并平衡利弊(推荐等级：A)。

11.2 手术治疗的证据和建议

男性尿失禁的手术治疗是治疗的一个重要方面,随着社会人口的变化,大量的男性接受手术和前列腺癌治疗,随之产生男性尿失禁治疗的需求。

在一段时间的保守治疗后应考虑手术治疗,保守治疗可能为 6～12 个月(证据水平 3～4;建议级别为 C 级)。

5%～25%的患者会经历尿失禁,但通过保守治疗无法改善,而且有相当一部分患者最终会接受手术治疗。

如果患者在选择手术治疗前保守治疗不能达到满意的结果,应进行进一步的诊断评估,如下尿路影像学成像、膀胱镜检查和尿动力学研究,以确定最佳的手术方案。

影像学检查(腹部 X 线、膀胱造影、膀胱尿道造影、超声)可以识别上尿路和下尿路的异常,可帮助外科医生选择最好的手术方案。影像学可以可靠地用于测量膀胱颈和尿道活动度,尽管没有证据表明这对尿失禁患者有任何临床益处(证据水平：2b)[8]。

在侵入性治疗之前,通过尿动力学评估来描述潜在的生理病理特征是很重要的。初步的尿动力学检查可以影响尿失禁治疗方式的选择,但不影响压力性尿失禁的保守治疗或药物治疗的结果(证据水平：1a)[9]。初步的尿动力学检查是否能预测男性尿失禁治疗的结果,目前的证据还比较有限(证据水平：4)[10]。最后,膀胱尿道镜检查有助于验证尿道壁的完整性。

R. 不要把常规进行上尿路或下尿路成像作为尿失禁评估的一部分

（推荐级别：A）。

尿失禁保守治疗时，不需要常规进行尿动力学检查（推荐等级：B）。

如果检查结果可能改变侵入性治疗的选择，则进行尿动力学检查（推荐等级：B）。

不要使用尿路压力测定仪或漏点压力来评定尿失禁的严重程度或预测治疗结果（推荐等级：C）。

目前，大多数关于男性尿失禁的研究是指在前列腺手术后（前列腺癌或良性疾病的前列腺切除术后，前列腺增生的内镜手术）与括约肌相关的尿失禁。手术后或创伤后手术括约肌损伤的其他原因的研究（前列腺膜部尿道重建、盆底创伤、未解决的小儿尿失禁、膀胱外翻和尿道上裂）很少。

可以为患者提供不同类型的手术，首选通常是人工尿道括约肌，其次是可调节的气囊、男性吊带和注射剂。

11.2.1 人工尿道括约肌（AUS）

人工括约肌是对根治性前列腺切除术后出现压力性尿失禁的男性研究最多的治疗方法，也是安全性和有效性记录最长的治疗方法。有证据表明，人工尿道括约肌植入治疗男性压力性尿失禁是有效的（证据等级：2b）。人工尿道括约肌的使用也有一些局限性，如长期失败率高（证据水平：3），机械装置故障（证据水平：3），以及一些患者，如出现认知障碍或失去手灵巧性的男性，可能难以操作人工尿道括约肌（证据水平：3）[11,12]。

人工尿道括约肌置入可采用串联袖带或单袖带，其疗效无显著差异（证据等级：3）。手术入路可以是阴部或会阴，结果相同（证据等级：3）。在先前的外植或机械故障后，人工尿道括约肌可以进行翻修和再植（证据等级：3）。

R. 为中度至重度前列腺切除术后尿失禁的男性提供人工尿道括约肌（推荐等级：C）。

男性植入人工尿道括约肌应仅在专业治疗中心提供（推荐等级：C）。

警告接受人工尿道括约肌的男性，即使在专业治疗中心，也有很高的并发症、机械故障或需要外植的风险（推荐等级：C）。

11.2.2 男性吊带

E. 男性吊带是一种替代方法，有中期数据支持前列腺切除术后尿失禁男性的安全性和有效性。长期的数据正开始积累起来。然而，文献中包含了许多不同种类的吊带的结果。没有证据表明哪一种男性吊带比另一种更好(证据级别：3)。短期证据表明，固定男性吊带可治愈或改善前列腺切除术后尿失禁，以及轻度至中度的男性压力性尿失禁(证据水平：3)[12,13]。

患有严重尿失禁、既往放疗或尿道狭窄手术的男性在放置男性吊带后可能有更差的结果(证据水平：3)[14,15]。

早期外植率高的证据有限(证据水平：3)[12]。

没有证据表明可调节性男性吊带比其他类型的吊带有额外的好处(证据水平：3)[12]。

R. 为轻度至中度前列腺切除术后尿失禁的男性提供固定吊带(推荐等级：B)。

警告：男性严重尿失禁、既往盆腔放疗或尿道狭窄手术，可能会恶化男性吊带手术的结果(推荐等级：C)。

注射剂

E. 没有证据表明一种可注射(膨化)药物优于另一种(证据水平：3)，但没有证据表明这些药物可以治愈前列腺切除术后尿失禁(证据水平：2a)，也没有证据表明它们可以暂时、短期地改善前列腺切除术后尿失禁男性的生活质量(证据水平：3)[11,16]。

R. 仅对轻度前列腺切除术后尿失禁且希望暂时缓解尿失禁症状的男性提供膨化剂(推荐等级：C)。

对于严重前列腺切除术后尿失禁的患者，不要使用膨化剂(推荐等级：C)。

可调节的气囊

E. 非常有限的短期证据表明，非环向压缩装置(ProACT®)对前列腺切除术后压力性尿失禁的治疗是有效的(证据水平：3)[12]。

非环向压缩装置(ProACT®)失败率高，并发症发生率高，导致频繁外植(证据水平：3)[17]。

R. 警告接受人工尿道括约肌或非环向压缩装置的男性，即使在专业治疗中心，也有很高的并发症、机械故障或需要外植的风险(推荐等级：C)。

对于接受过盆腔放疗的男性，不建议使用非环向压缩装置(ProACT®)(推荐等级：C 级)。

需要更多的研究来找出对男性尿失禁患者最重要的结果是什么，可以作为进一步试验的主要措施。

为了对上述讨论的指南有一个全面和更清晰的认识，我们创建了一个简单的治疗算法来管理男性压力性尿失禁(图 11-1)。

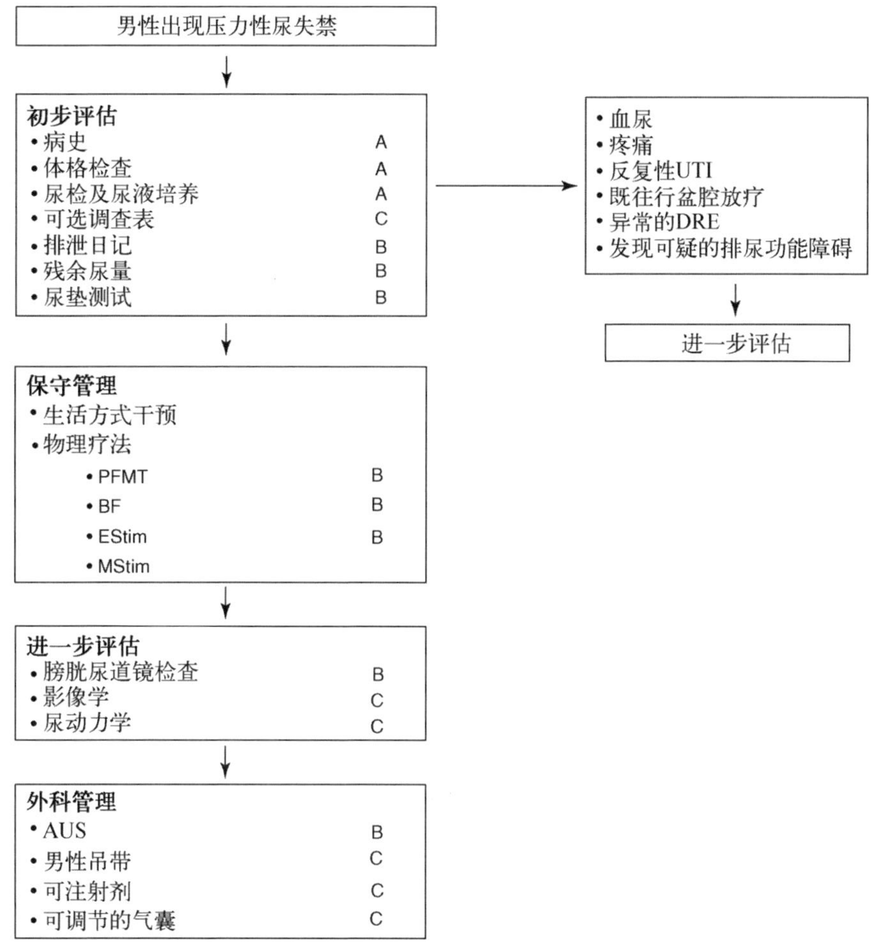

图 11-1　男性压力性尿失禁治疗方法

PFMT 盆底肌肉训练；BF 生物反馈；EStim 电刺激；MStim 磁刺激；AUS 人工尿道括约肌；DRE 直肠指诊。

（沈琦 译　林厚维 审）

参考文献

[1] ICS (2012) Conservative management for male urinary incontinence.

[2] Campbell SE, Glazener CM, Hunter KF, et al. (2012) Conservative management for postprostatectomy urinary incontinence. Cochrane Database Syst Rev, (1): CD001843.

[3] Ribeiro LH, Prota C, Gomes CM, et al. (2010) Longterm effect of early postoperative pelvic floor biofeedback on continence in men undergoing radical prostatectomy: a prospective, randomized, controlled trial. J Urol, 184(3): 1034 - 1039.

[4] Herderschee R, Hay-Smith EJ, Herbison GP, et al. (2011) Feedback or biofeedback to augment pelvic floor muscle training for urinary incontinence in women. Cochrane Database Syst Rev, (7): CD009252.

[5] Wille S, Sobottka A, Heidenreich A, et al. (2003) Pelvic floor exercises, electrical stimulation and biofeedback after radical prostatectomy: results of a prospective randomized trial. J Urol, 170(2 Pt 1): 490 - 493.

[6] Yamanishi T, Mizuno T, Watanabe M, et al. (2010) Randomized, placebo controlled study of electrical stimulation with pelvic floor muscle training for severe urinary incontinence after radical prostatectomy. J Urol, 184(5): 2007 - 2012.

[7] Moore KN, Schieman S, Ackerman T, et al. (2004) Assessing comfort, safety, and patient satisfaction with three commonly used penile compression devices. Urology, 63(1): 150 - 154.

[8] Foote J, Yun S, Leach GE. (1991) Postprostatectomy incontinence. Pathophysiology, evaluation, and management. Urol Clin North Am, 18: 229 - 241.

[9] Groutz A, Blaivas JG, Chaikin DC, et al. (2000) The pathophysiology of post-radical prostatectomy incontinence: a clinical and video urodynamic study. J Urol, 163(6): 1767 - 1770.

[10] Thiel DD, Young PR, Broderick GA, et al. (2007) Do clinical or urodynamic parameters predict artificial urinary sphincter outcome in post-radical prostatectomy incontinence? Urology, 69(2): 315 - 319.

[11] Silva LA, Andriolo RB, Atallah AN, et al. (2011) Surgery for stress urinary incontinence due to presumed sphincter deficiency after prostate

surgery. Cochrane Database Syst Rev, (4): CD008306.

[12] Abrams P, Andersson KE, Birder L, et al. (2010) Fourth International Consultation on Incontinence Recommendations of the International Scientific Committee: evaluation and treatment of urinary incontinence, pelvic organ prolapse, and fecal incontinence. Neurourol Urodyn, 29 (1): 213 - 240.

[13] Bauer RM, Gozzi C, Hubner W, et al. (2011) Contemporary management of postprostatectomy incontinence. Eur Urol, 59 (6): 985 - 996.

[14] Rehder P, Pichler R, Schachtner L, et al. (2011) Two year outcome of the transobturator retroluminal repositioning sling in the treatment of male stress urinary incontinence. 26th Annual EAU Congress, 18 - 22 March 2011, Vienna, Austria. Eur Urol Suppl, 10(2): 309, abstract no. 994.

[15] Rehder P, Mitterberger MJ, Pichler R, et al. (2010) The 1 year outcome of the transobturator retroluminal repositioning sling in the treatment of male stress urinary incontinence. BJU Int, 106 (11): 1668 - 1672.

[16] Imamoglu MA, Tuygun C, Bakirtas H, et al. (2005) The comparison of artificial urinary sphincter implantation and endourethral macroplastique injection for the treatment of postprostatectomy incontinence. Eur Urol, 47(2): 209 - 213.

[17] Kjær L, Fode M, Nørgaard N, et al. (2012) Adjustable continence balloons: clinical results of a new minimally invasive treatment for male urinary incontinence. Scand J Urol Nephrol, 46(3): 196 - 200.

12. 手术并发症和管理

克里斯蒂安·戈齐　多娜泰拉·皮斯托莱西

12.1 引言

由于文献中关于前列腺手术后尿失禁的解决方案资料很少，下面的治疗方案是基于在该领域工作的重建外科医生的经验。

由于人口年龄的增长和癌症的早期发现，前列腺癌的手术干预数量有所增加[1]。

根治性前列腺切除术(RP)后男性压力性尿失禁(SUI)并不罕见，报道的发生率为1%～57%。确定压力性尿失禁的确切百分比仍然很困难，因为没有确切的数据来确定尿失禁的程度。

根治性前列腺切除术术后出现尿失禁的原因已经被许多专家研究过，最常见的原因要么是尿道括约肌单独损伤，要么是尿道括约肌损伤、尿道过度活动和逼尿肌不稳定。逼尿肌不稳定可以通过药物手段加以控制[2]。如果尿道括约肌损伤，建议非侵入性治疗、盆底肌肉训练和生物反馈；度洛西汀的药物治疗与物理治疗联合使用尤其有效，可以协同提高控尿率(见第7章和第8章)。如果一线治疗不足以恢复尿控，则需要手术方法来解决问题[3]。

治疗压力性尿失禁有三种流行的干预措施：

(1) 人工尿道括约肌(AUS)；

(2) 吊带；

(3) 膨胀剂。

手术方案的选择取决于几个因素，如损伤的种类和尿失禁的程度、健康状况、之前的治疗和患者的年龄。

另一个不可低估的重要因素是外科医生的选择，因为不是所有的中心都配备了所有必要的仪器，能够执行所有的技术。

在美国进行的一项研究中，包括了2000—2001年接受手术的1,246名患者，分析了不同方案（AUS436pz-Bulk357pz-Sling453ps）[1]相关的再干预以及短期和长期不良事件。

总共346例患者在初始治疗后接受了后续手术，AUS组87例（20%），膨胀剂组189例（52.9%），吊带组70例（15.5%）。在初始手术中接受膨胀剂的患者更有可能需要后续干预（40.1%），而接受AUS（2.3%）和吊带（10%）的患者需要其他治疗的比例较小。

术后前5年的长期安全性分析。除了可能与高龄有关的神经系统并发症外，观察到感染和泌尿系统并发症的发生减少。

通过引入有效的治疗方法，如经闭孔吊带，治疗更加微创且并发症发生率低。我们发现有两个相反的伦理现象。一方面，文献中报道前列腺切除术后尿失禁的发生率正在增加，专家对这个问题的敏感性也在增加。而另一个方面是负面因素，医药行业注意到其中巨大的经济潜力，每年向市场推出不同的设备，没有循证和对外科医生的充分教育。正因为如此，大多数外科医生只会使用某种方案处理尿失禁而没有选择手术方案的能力。

压力性尿失禁在大多数情况下是一种医源性病变，应该由擅长尿道功能和尿失禁的重建外科医生来解决，以获得最佳效果。

12.2 吊带

12.2.1 可调节吊带(AS)

可调节吊带对球部尿道进行软压迫，增加膀胱后阻力。属于这一组的吊带如下。

12.2.1.1 REEMEX®

REEMEX®，连接到耻骨上机械调节器(variotensor)的尿道下吊带。

该系统的第一批结果由 Sousa-Escandò 等人于 2004 年发表。

在一项欧洲多中心研究中,51 例患者平均随访 32 个月,33 例患者治愈(64.7%)。几乎所有患者在局部麻醉下至少需要调整一次吊带。有 3 例需解除吊带:1 例出现尿道糜烂,3 例出现轻度会阴血肿。会阴不适或疼痛非常常见,可采用口服止痛药治疗[4]。

根据患者应接受的各种干预措施进行进一步调整,感染的风险很高。皮下异物(variotensor)的存在增加了感染的风险,必须通过切口进行张力重新分布。为了治疗这种常见的并发症,抗生素治疗并不总是足够的,在大多数情况下,有必要移除设备。由于网状物与皮下组织结合,在网状物周围形成裂隙,使移除变得复杂,这种操作变得困难。

这种感染与尿道的机械压力和慢性刺激有关,特别是如果尿道萎缩,可能导致尿道本身糜烂。这种溃疡会引起持续感染,并有脓肿的高风险,如果不治疗,会导致糜烂。如果发生尿道糜烂,首先必须取出装置并放置导尿管,以促进尿道黏膜的自发愈合,严重者必须重新切开伤口边界并直接缝合。

由于 Reemex 是一种增加尿道阻力以防止漏尿的治疗方法,因此在某些情况下可能会导致尿急迫。为了减轻这个问题,可以通过放松尿道索带来减轻尿道的压力,或者通过药物治疗(抗胆碱能药物)进行保守治疗,然而,这可能会导致排空后膀胱残留尿的增加。

在大部分接受治疗的患者中,牵涉性疼痛是由于网片对会阴浅表神经的压迫和刺激。这种症状通常可以用止痛药和抗炎治疗,但有时会导致患者要求取出装置。在 Reemex 失败的情况下,可以植入功能性吊带或人工尿道括约肌。如果残留的括约肌功能有效,并且膜部尿道表现出过度活动或脱垂,则可以选择功能性吊带,其位置必须比 Reemex 的位置更靠头端。在其他情况下,金标准是人工尿道括约肌。

在尿道球部损伤的情况下,人工尿道括约肌的定位应该是经海绵体或放置在更近端,以保持尿道的完整性。

12.2.1.2 ARGUS®

ARGUS® 由一个附着在两个硅胶柱上的硅胶垫组成,用硅胶固定系统固定在腹直肌肌鞘上("垫圈")。

Romano 等人对 48 例患者进行了平均 7.5 个月的随访,治愈率为 73%。术中报告 3 例尿道穿孔,5 例(10.4%)须拆除吊带。7 例患者出现急性尿潴留,除 1 例患者需要松开吊带外,其余患者均自行缓解[4]。

Argus 植入物有几个缺点,如入院时间较长,需要重新调整手术,与人工尿道括约肌相比会阴部疼痛增加。然而,与人工尿道括约肌相比,Argus 手术的侵入性较小,成功率相似。

Dalpiaz 等重新评估了 29 例接受 Argus®治疗的男性患者,并报告了 35%的并发症发生率。在中位随访 35 个月期间,共有 24 例(83%)患者出现了 37 例并发症,其中 10 例(35%)为急性尿潴留。10 例(35%)患者因尿道糜烂[3]、感染[2]、系统脱位[2]、尿潴留[2]、持续疼痛[1]等原因解除了吊带。8 名男性(27%)患者反映明显的会阴疼痛,需要持续口服止痛药。1 例患者因吊带脱位导致输尿管糜烂而行输尿管再植术[6]。

尿道穿孔是术中可能发生的并发症,因为男性骨盆的解剖结构呈现出更尖锐的耻骨下支。与女性相比,锐角导致了更复杂的耻骨后通道。在滴尿的情况下,有必要拆除设备,关闭缺口。须放置导管以使球部自愈。

随后(干预后 6 个月),患者应重新评估是否进行第二次手术以纠正尿失禁。在括约肌功能残留的情况下,可选择放置功能性的经闭孔吊带,或在尿道健康部分植入人工尿道括约肌,经阴囊(威尔逊)或经海绵体(韦伯斯特)进入。

与 Reemex 需要一个切口来重新分布张力不同,ARGUS 需要进行两个切口来调整两根柱子上的张力,这大大增加了感染的风险。

感染是一个事件,植入装置作为异物会让外科手术复杂化。在这种情况下,应该使用抗生素,如果不能解决问题,则有必要进行外植。

与其他增加阻力装置一样,会阴球部和会阴浅表神经受到压迫可能引起强烈的会阴疼痛。

萎缩也可由于膜性尿道的慢性压迫而出现,最终导致尿道糜烂。

吊带的位移机制是由于 Argus 的耻骨后定位,它通过持续的张力决定了装置的旋转和迁移。

如果 Argus 手术失败,患者在移除设备后,应通过临床、内镜和尿动力学检查进行重新评估。根据这些调查获得的证据,治疗复发性 SUI 是可能的。

通过植入人工括约肌，考虑到尿道的质量。在选定的病例中，存在有残余括约肌功能的移动尿道时，可以放置尿道回路吊带。

12.2.1.3 ATOMS®

ATOMS®，一种经闭孔系统，包括集成在聚丙烯网中的可调垫子，可通过皮下端口填充。

ATOMS®的长期结果（2 年随访）已经在两个包括 137 例患者的前瞻性队列研究中被描述。成功率为 72%～91%（<减少使用尿垫 50%）。拆除吊带最重要的原因是侵蚀和感染（47%～40%的病例），60%的病例表现为短暂性疼痛，并在前 3 个月内消失，但有 3 例患者在持续严重疼痛后摘除了吊索[6]。

ATOMS 是一种组合装置，由于硅胶部件，感染的风险很高。虽然去除经闭孔网片有很大的困难，但如果被感染，无论什么情况下都必须完全移除（图 12 - 1）。

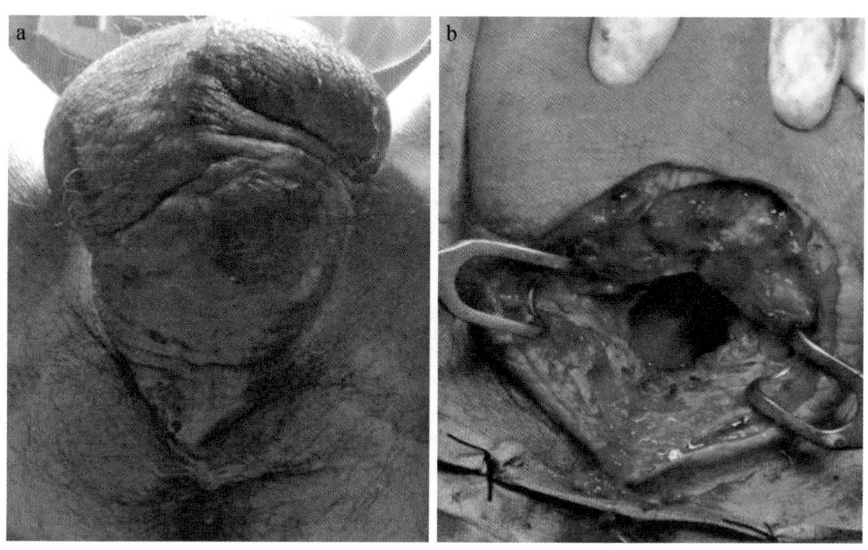

图 12 - 1　ATOMS 感染

ATOMS 植入后的会阴-阴囊脓肿（a）；脓肿后引流（b）。

与其他导致尿道阻塞的设备一样，ATOMS 可以造成慢性刺激的萎缩和随后的尿道腐蚀，特别是由于补片上存在可充气垫，可能导致进一步压迫，导致局部情况恶化(图 12－2)。

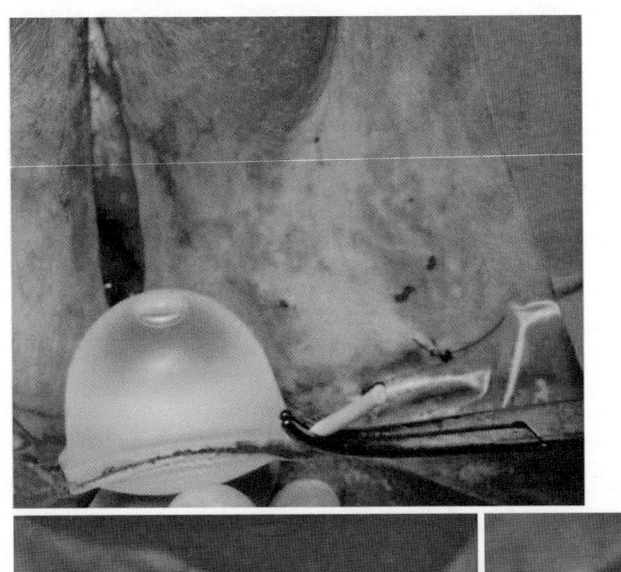

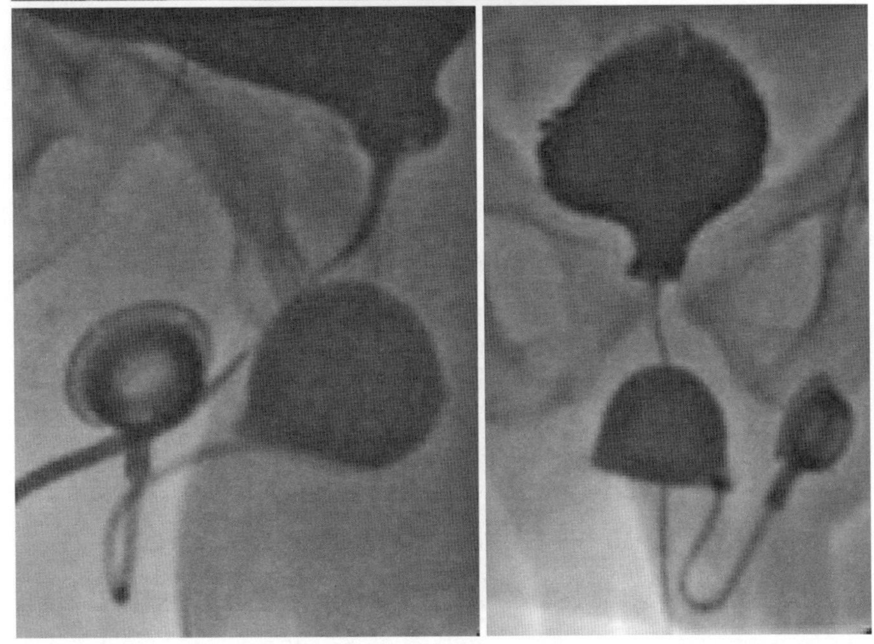

图 12－2　ATOMS 装置

即使是对于 ATOMS，如果发生侵蚀，也需要移除该装置，然后在 ATOMS 位置的远端植入一个人工尿道括约肌。

12.2.2 经闭孔尿道后吊带(RTS)

12.2.2.1 (I-STOP) TOMS®

(I-STOP) TOMS®，TOMS 是一种 2 臂吊带，而 I-STOP TOMS 是一种 4 臂吊带，植入尿道球部，通过增加尿道阻力起作用。

文献中关于该装置的数据并不多。在两个前瞻性病例系列中，143 例患者接受了 1 年的随访，报告的成功率(>50%的改善)非常高[6]。Yiou 等人最近描述了 40 例接受 TOMS TM 治疗的患者 2 年随访的预期结果，其中 7 例患者在植入后的第一年和第二年需要额外治疗(5 个 PRO-ACT 气囊，2 个人工尿道括约肌)。12 个月后无术后并发症报道[7]。

在另一项研究中，103 名患者随访了 12 个月。术式被认为容易操作。治疗满意度>90%。膀胱残余尿量没有明显增加，也没有发生急性尿潴留。随访时会阴疼痛评分很低。随访 1 个月，2 例患者出现伤口感染[8]。

并发症之一可能是发生在术后早期和后期的感染。术后感染的问题可归因于吊带的放置比其他设备更表浅。这种感染的治疗包括抗生素治疗。

鉴于 TOMS 和 Advance 的适应证相似(尚有括约肌功能)，而 TOMS 的定位比 Advance 吊带更远端和表浅，因此 TOMS 可应用于各种 Advance 治疗失败的病例。

12.2.2.2 Advance/Advance XP

它是一种聚丙烯单孔网状物，经尿道置于尿道球部近端下，球海绵体内，双侧通过闭孔窝[9]。

在一项试验研究中，230 例患者连续使用 AdVance 吊带治疗，除 1 例患者将吊带错误放置穿过尿道外，未观察到严重的术中并发症，如直肠或膀胱穿孔或大出血；49 例(21.3%)患者拔除尿管后出现急性尿潴留。1

例(0.4%)患者在吊带植入术后10天出现发热性尿路感染,并给予抗生素治疗;1例(0.4%)患者在术后8天出现局部伤口感染,并给予口服抗生素治疗,不需要进一步治疗。

1例患者(0.4%)出现慢性会阴疼痛,5例患者(2.2%)报告轻度会阴不适,持续4~6周,但这些患者不需要服用止疼药。1例患者在吊带植入术4个月后出现耻骨联合炎症,需要外植术,期间局部无炎症征象,进一步的诊断显示为吉兰-巴雷综合征[10]。

在另一项研究中,80例患者接受了AdVance和Advance XP的治疗(分别为39例和41例),无围手术期并发症的报道。Advance组有2例严重不良事件(AEs),1例为耻骨炎,发生在术后第54天,患者接受导尿管置管和抗生素治疗,治疗8周后症状缓解;第2例为术后41天内收肌长肌腱感染,经抗生素治疗后得到解决。

在AdVance XP组中,有3例患者出现严重不良反应。1例出现急迫性尿失禁的患者在接受了6个月的抗胆碱能药物治疗后,切除了一侧吊带,急迫性症状消失。2例持续性尿潴留患者接受了单臂吊带的横断,症状均得到缓解,尿失禁得到了改善。两组均无须进行悬吊外植[11]。

AdVance植入后最常见的并发症是尿潴留,通常在手术后几天自行消退,或最多在几周内。

因此,这些患者需要在术后得到充分的护理。

如果有少量残余尿,首选药物治疗。对于残余尿量大的病例,建议使用大剂量抗胆碱能药物和间歇性自我导尿、耻骨上或经尿道导尿(4~5次/天)。在置管过程中要特别注意,防止发生尿道穿孔(图12-3)。

自我导尿似乎很难实施,因此建议在必要的时间内放置一个小的留置导尿管或耻骨上导管,以解决尿潴留问题。

极少情况下(<1%)会有持续的潴留,可以在内镜监测下通过单侧或双侧切除吊带来解决,这应该至少在装置植入3~4个月后进行。

在Advance失败的情况下,如果种植体的适应证是正确的,则必须考虑吊带的放置位置是否不当。事实上,针头过于外侧或背侧通过会导致尿失禁的加重。这种情况是由于尿道的背侧牵引力使其保持穿透力,从而阻碍了括约肌功能。在这种情况下,有必要通过两个臂的部分进行干

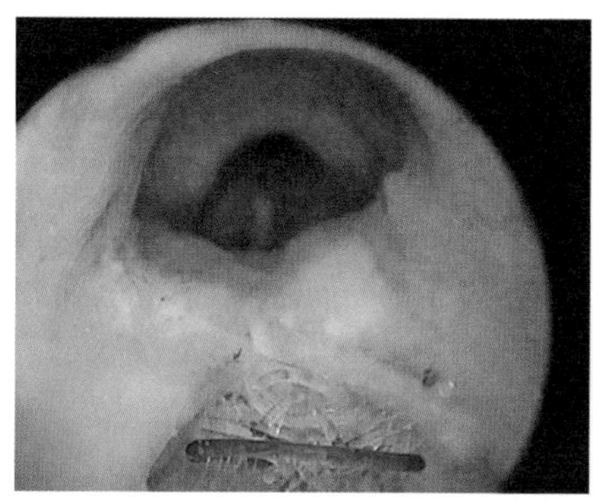 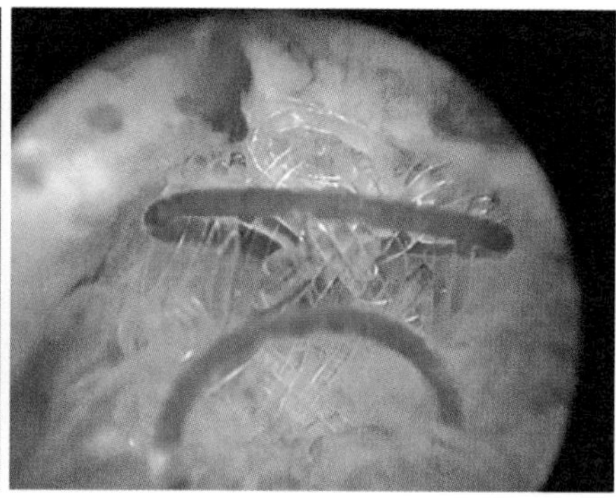

图 12－3　Advance 植入后 3 个月，因尿潴留创伤性置管导致尿道糜烂的放疗患者

预，并在正确的位置植入新的 Advance 吊带。

放疗患者吊带失败的病例，只有在可能进行内窥镜评估或动态 MRI 检查时，才有指征进行 Advance 手术。然而，在放射治疗的情况下，提前再植的指征应该有更严格的标准，如果没有指征，就有必要选择一个加压系统，如人工括约肌，其头部可以适配尿道球部的萎缩。

12.2.3　PRO－ACT 系统

这是一种可调节的治疗选择，使用增强滴定的原则，以获得最佳的尿道适应。它由放置在膀胱颈部两侧的两个气球和放置在阴囊内用于调节体积的钛端口组成。

Huebner 和 Schlarp 于 2005 年首次发表了一项研究，其中包括 117 名患者，平均随访时间为 13 个月。67％的患者是保持干燥的，8％的患者没有改善。这些气球平均要重新调整 3 次。32 例患者需要再植，成功率为 75％[6]。

由于膨胀的效果是多向的，两个气球不只是对尿道加压，它们有向阻力最小的地方迁移的倾向，因此，PRO－ACT 最常见的并发症是移位到邻近器官，膜部尿道的空间将变得非常受限。

随着后续的再充气，再次施加压力促使其位移到阻力小的地方，随着时间的推移，在反复的再充气后，球囊直径变得如此之大，以至于耻骨联合下没有足够的空间容纳植入物。像人造前列腺一般的球体，通常可以通过直肠检查触诊到。

球囊双侧置于膜性尿道处，施加压力，膨胀后容易萎缩，因此内镜下球囊取出后的外观与植入尿道前的完全不同。因为没有足够的功能性括约肌组织，萎缩后将不允许放置功能性吊带。

另一个并发症是感染，这在器械填充和调整期间更有可能发生。此外，气囊周围可能发生炎症，有形成脓肿的风险，气囊可能形成憩室进入膜部尿道(图 12－4)，甚至可能最终进入膀胱或直肠。

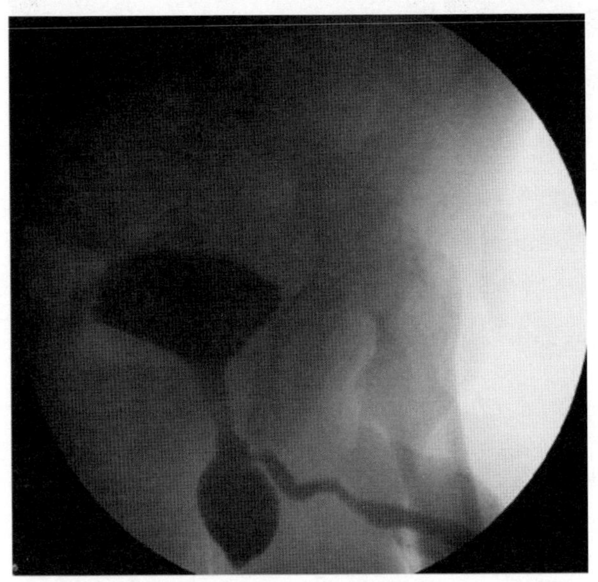

图 12－4　膜部尿道的憩室

通过端口部位的小切口进行排气后的 PRO－ACT 系统的外植通常是一种简单的操作，尽管其假包膜有一定的大小，这可能会使移除出现困难，需要扩张通道。

重新定位是可能的，尽管在中度至重度尿失禁的情况下，最好的治疗方法是植入人工尿道括约肌，这可以在移除后立即进行，也可以在有感染或糜烂迹象的情况下稍后进行。

12.3　膨胀剂

各种物质[胶原、聚四氟乙烯(特氟龙)、硅胶、自体脂肪、自体软骨细胞、右旋异构体/透明质酸共聚物]长期以来被用作填充剂。

总的来说，短期效果良好，但由于胶原蛋白、自体脂肪和软骨细胞的快速迁移，长期成功率较差。

另外，在尿道周围外括约肌注射胶原蛋白可引起过敏反应。

目前使用的试剂包括右旋聚体/透明质酸共聚物(deflux)、热解碳微球(durasphere)和聚二甲基硅氧烷(macroplastique)。这些药物在不影响其他器官的情况下都表现出较慢的迁移[6]。

早期失效率约为50%，初期成功率随着时间的推移而降低。为了获得满意的中间结果，必须进行再次注射。然而，这可能会引起炎症反应，导致尿道弹性受损，并可能导致“冰冻尿道”。

在接受这些药物注射的患者的外科手术过程中，经常在黏膜下水平，以及在尿道周围区域发现大量物质，可能危及随后的植入因为它会引起膜部尿道的硬化和改变，可能影响随后功能性吊带的植入，因为它会引起膜部尿道的硬化和改变。

“冷冻尿道”的特征是膜部尿道的改变和随后物质膨胀的反应。

这种并发症的治疗包括在球部中远端水平安装人工尿道括约肌，因为尿道变成了刚性的，且缺失了剩余的括约功能。

12.4 人工尿道括约肌(AUS)

人工尿道括约肌由一个可充气的袖带组成，它对尿道提供连续的环形压迫。当挤压阴囊内的控制泵时，液体从袖带转移到储液球囊，使患者排空，然后袖带自动重新填充[6]。

手术技术包括会阴切口在球部尿道周围放置袖带，腹部横向切口放置压力调节球囊，腹部和阴囊内分别放置泵。在放置这3个部分后，向储液器中注入21～24 mL生理盐水[11]。

人工尿道括约肌是男性尿失禁手术治疗的金标准(见第10章)。

与所有其他选择相比，人工尿道括约肌的成功率仍然是前列腺切除术后尿失禁的最佳手术治疗方法。即使是长期效果也非常好，成功率高达90%。

然而，干预是昂贵的，需要侵入性手术和经验丰富的外科医生。由于尿道持续的高阻力，它具有高感染率且易导致尿道萎缩。此外，患者还必须具备应对装置的心理和生理能力[4]。

人工尿道括约肌放置的主要适应证是先前的抗失禁手术失败和(或并发症。

在Van der Aa等人的一篇文章中，对623例患者进行了2年的随访，糜烂和感染的平均发生率为8.5%，通常3.3%～27.8%。机械故障率为2%～13.8%，平均再干预率为26%，通常14.8%～44.8%。在报道尿道充分萎缩的系列中，平均发生率为7.9%[12]。

Wiedmann等人报道了一项对23名患者进行的研究。本报告无术中并发症发生。直接并发症为1例阴囊血肿、1例尿路感染和1例一过性会阴疼痛。一名患者因袖带机械功能障碍需要再次手术。5例患者发生机械功能障碍：4例患者需要进行袖带置换翻修，1例患者因液体渗漏而进行球囊置换。对袖带功能障碍进行翻修的中位时间为10个月，而气囊置换术的中位时间为1年。3例经海绵体人工尿道括约肌装置因感染外植[13]。

人工括约肌植入后最常见的并发症是感染，通常会导致发烧。这种情况通常在经尿道或通过皮肤引流后消失。感染的诊断和临床检查将通过超声、放射学和(或)尿道镜检查进行评估。感染的初始治疗，无论有无糜烂，均须在括约肌失能后进行，给予高剂量抗生素治疗，并通过10～12号导尿管和(或)耻骨上穿刺引流。在及时诊断的病例中，植入括约肌仅几个月的，可以尝试抢救该装置，特别是在医源性损伤的病例中，最近进行了导尿术，而没有使括约肌失能。然而，在大多数情况下，人工括约肌植入后感染导致完全去除该装置。

有必要通过膀胱造口进行尿流改道，直到微生物阴性。一旦感染得到解决，就有可能进行人工尿道括约肌的再植，将单个组件放置在可能不同于先前系统的位置。

如果尿道镜或排尿性膀胱尿道造影伴括约肌失能证实尿道糜烂穿孔，可选择不少于2个月的病例行尿道修复术和括约肌再激活术。

在没有其他临床参数改变的情况下，测量逆行漏尿点将是一个有用的初始方法，通过反复激活和失能测试。在系统充满对比剂的情况下，除了超声检查外，也可以直接进行骨盆 X 线检查。通过 X 线检查可以看到储液器和盖的充盈情况，以及任何外渗和可能的管道扭曲是否损害了通畅性。

一旦确定了储液器的正确充注量和各个部件的适当功能，就有必要考虑外部因素，如管道扭曲、帽尺寸不足或充注量不正确(在液体低渗或高渗的情况下渗透和扩散，其量随时间变化)。

使用人工尿道括约肌可能出现的另一个并发症是管道的压迫，可能导致皮肤溃疡，通常与感染有关。提前修理可以挽救这个装置。

帽对尿道海绵体施加恒定的压力，压力应该小于血液。当帽太紧或施加过大的压力时，可能会出现向性问题，在极端情况下，可能会出现侵蚀。这将在几天内导致整个系统感染，需要将其清除。

一些专家建议切除括约肌，同时行耻骨上膀胱造口术，等待糜烂自行愈合，尽管最好的解决方案是切除瘘管，清理伤口边缘并用可吸收的单股 5－0 线缝合。

帽的重新定位或经海绵体重新定位必须远离修复区域。

为了确保储存压力不太高，有必要在腹腔内植入球囊。特别是在接受放射治疗的患者中，纤维化可能会增加尿道的压力，而尿道压力增加会增加球囊本身的压力，从而导致褥疮。

然而，也可以在人工尿道括约肌移除后重新评估患者，以便植入功能性吊带。如果在放置尿道帽的近端有残留的括约肌功能，尿道对功能性内窥镜检查有良好的反应，有良好的运动性和收缩性，抬举试验结果良好，尿道球部的条件允许，也可以植入一个可调节的压缩吊带。

如果多次植入后，尿道无法修复，特别是放疗后，不建议进行新的人工尿道括约肌植入，唯一可能的选择是进行回肠膀胱成形术和在膜部水平关闭尿道。

(沈琦 译　林厚维 审)

参考文献

[1] Chughtai B, Sedrakyan A, Isaacs AJ, et al. (2014) National study of utilization of male incontinence procedures. Neurourol Urodyn. doi: 10. 1002/nau. 22683.

[2] Rehder P, Haab F, Cornu JN, et al. (2012) Treatment of postprostatectomy male urinary Incontinence with the transobturator retroluminal repositioning sling suspension: 3 year follow-up. Eur Urol, 62(1): 140 - 145.

[3] Hübner WA, Schlarp OM. (2005) Treatment of incontinence after prostatectomy using a new minimally invasive device: adjustable continence therapy. BJU Int 96(4): 587 - 594.

[4] Bauer RM, Bastian PJ, Gozzi C, et al. (2009) Postprostatectomy incontinence: all about diagnosis and management. Eur Urol 55(2): 322 - 333. doi: 10. 1016/j. eururo. 2008. 10. 029. Epub, 2008 Oct 23. Review.

[5] Dalpiaz O, Knopf HJ, Orth S, et al. (2011) Mid-term complications after placement of the male adjustable suburethral sling: a single center experience. J Urol, 186(2): 604 - 609. doi: 10. 1016/j. juro. 2011. 03. 131.

[6] Van Bruwaene S, Van der Aa F, De Ridder D. (2014) Review: the use of sling versus sphincter in post-prostatectomy urinary incontinence. BJU Int. doi: 10. 1111/bju. 12976. [Epub ahead of print].

[7] Yiou R, Bütow Z, Parisot J, et al. (2014) Update on 2-year outcomes of the TOMS™ transobturator male sling for the treatment of male stress urinary incontinence. Neurourol Urodyn. doi: 10. 1002/nau. 22668. [Epub ahead of print].

[8] Grise P, Vautherin R, Njinou-Ngninkeu B, et al. (2012) I - STOP TOMS transobturator male sling, a minimally invasive treatment for post-prostatectomy incontinence: continence improvement and tolerability. Urology 79(2): 458 - 463. doi: 10. 1016/j. urology. 2011. 08. 078. Epub, 2011 Dec 19.

[9] Bauer RM, Kretschmer A, Stief CG, et al. (2015) AdVance and AdVance XP slings for the treatment of post-prostatectomy incontinence. World J Urol 33(1): 145 - 150. doi: 10. 1007/ s00345-

014-1297-2. Epub, 2014 Apr 5.

[10] Bauer RM, Mayer ME, May F, et al. (2010) Complications of the AdVance transobturator male sling in the treatment of male stress urinary incontinence. Urology 75(6): 1494 - 1498. doi: 10.1016/j.urology.2009.12.012. Epub, 2010 Feb 13.

[11] Lim B, Kim A, Song M, et al. (2014) Comparing Argus sling and artificial urinary sphincter in patients with moderate post-prostatectomy incontinence. J Exerc Rehabil, 10(5): 337 - 342. doi: 10.12965/jer.140152. eCollection 2014.

[12] Van der Aa F, Drake MJ, Kasyan GR, et al. (2013) The artificial urinary sphincter after a quarter of a century: a critical systematic review of its use in male non-neurogenic incontinence. Eur Urol 63(4): 681 - 689. doi: 10.1016/j.eururo.2012.11.034. Epub, 2012 Nov 23. Review.

[13] Wiedemann L, Cornu JN, Haab E, et al. (2013) Transcorporal artificial urinary sphincter implantation as a salvage surgical procedure for challenging cases of male stress urinary incontinence: surgical technique and functional outcomes in a contemporary series. BJU Int, 112(8): 1163 - 1168. doi: 10.1111/bju.12386.